乳腺癌防治超图解

[日] 福田护　主编

孟宇乐　译

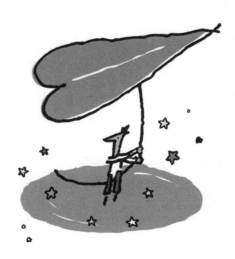

中国纺织出版社有限公司

图书在版编目（CIP）数据

乳腺癌防治超图解 /（日）福田护主编；孟宇乐译
. -- 北京：中国纺织出版社有限公司, 2023.1
ISBN 978-7-5180-9381-6

Ⅰ. ①乳… Ⅱ. ①福… ②孟… Ⅲ. ①乳腺癌-防治
-图解 Ⅳ. ①R737.9-64

中国版本图书馆CIP数据核字（2022）第034281号

SAISHIN NYUGAN CHIRYO
Supervised by Mamoru Fukuda
Copyright © SHUFU TO SEIKATSU SHA CO.,LTD., 2017
All rights reserved.
Original Japanese edition published by SHUFU TO SEIKATSU SHA CO.,LTD.

Simplified Chinese translation copyright © 202* by China Textile & Apparel Press
This Simplified Chinese edition published by arrangement with SHUFU TO SEIKATSU
SHA CO.,LTD., Tokyo, through HonnoKizuna, Inc., Tokyo, and Shinwon Agency Co.
Beijing Representative Office, Beijing
本书中文简体版经 SHUFU TO SEIKATSU SHA CO.,LTD. 授权，由中国纺织出版社
有限公司独家出版发行。
本书内容未经出版者书面许可，不得以任何方式或任何手段复制、转载或刊登。
著作权合同登记号：图字：01-2022-3503

责任编辑：傅保娣　　责任校对：楼旭红　　责任印制：王艳丽

中国纺织出版社有限公司出版发行
地址：北京市朝阳区百子湾东里 A407 号楼　　邮政编码：100124
销售电话：010—67004422　传真：010—87155801
http://www.c-textilep.com
中国纺织出版社天猫旗舰店
官方微博 http://weibo.com/2119887771
天津千鹤文化传播有限公司印刷　　各地新华书店经销
2023 年 1 月第 1 版第 1 次印刷
开本：880×1230　1/32　印张：5
字数：116 千字　定价：39.80 元

凡购本书，如有缺页、倒页、脱页，由本社图书营销中心调换

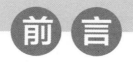

——找到适合你的治疗方法

据推测，目前在日本每2名男性或每3名女性中有1人会在其一生中患上癌症。这其中女性最容易患乳腺癌，无论谁都有可能患乳腺癌。现如今，乳腺癌是距离我们很近的一种疾病。

万一确诊为乳腺癌，只要在早期接受合适的治疗，几乎可以完全治愈。根据实际情况，乳腺癌的治疗可以持续10年、20年甚至一生。在我的患者中，有很多经过长时间的治疗后，可以正常地怀孕、生产，她们的孩子成年之后也会来医院做乳腺癌筛查，她们全家一直都在与乳腺癌做着斗争。能看到患者及其家属的笑容，是我们医护人员最开心的事情，因此我们会竭尽全力为患者治疗。乳腺癌的治疗方法有手术治疗、放疗及药物治疗，这些治疗方法都在不断进步中。乳腺癌治疗会根据患者个人的生活方式、具体病情及价值观等，综合考虑后制订个体化的治疗方法。其中最重要的就是，患者要考虑"对自己来说什么是最佳的治疗方法"，然后做出选择。在与主治医生反复讨论，了解各种治疗方法的优缺点后，患者自己可以选择能够接受的治疗方法。

最近，有名人公布了自己患乳腺癌的事情，以此告知大众乳腺癌早期发现的重要性。另外，我国（日本）从2000年开始倡导的"粉红丝带"运动也在潜移默化地影响着女性，对于提高早期发现乳腺癌的意识有重要的作用。建议每个月进行1次乳房自我检查。与其说是为了早期发现乳腺癌，不如说是为了确认自己健康而进行的"与乳房的对话"。希望可以通过关注乳房，提高自身的健康意识。

本书主要介绍了在乳腺癌筛查中发现异常之后，应该做哪些检查、可以选择的治疗方法及治疗伴随的不良反应和应对不良反应的方法等内容。另外，也介绍了在疾病疗养过程中提高生活质量的方法。希望本书能够为患者及其家属在与乳腺癌的斗争中贡献一份力量。

福田护

● 目录

第1章 ## 乳腺癌筛查中，如果被告知"有异常"怎么办

第2章 ## 决定治疗方法时应该事先知晓的事情

第3章 **这样做可以减轻术后症状和不良反应**

第 4 章　为了出院后能够安心地生活而努力

第 5 章　乳腺癌的复发和转移

【原版书工作人员】

封面设计 / 齐藤 yosinobu

封面插图 / COOCHAN

内文设计 / 大泽雄一

内文插图 / 木野本由美

校对 / 市原久美子

DTP 制作 / 池田真由子

协助执笔 / 余田雅美

编辑·制作 / 市原一幸

编辑负责人 / 黑坂洁

第 1 章

乳腺癌筛查中，如果被告知『有异常』怎么办

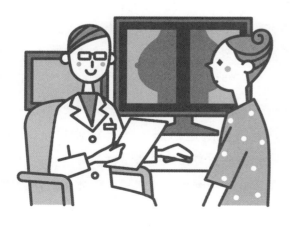

正确认识乳腺癌筛查中 "有异常"

"有异常"并不等于患了乳腺癌。只有一小部分人通过进一步详细检查被确诊为乳腺癌。

乳腺癌筛查 "有异常"并不代表是 "乳腺癌"

乳腺癌筛查时,如果筛查结果上写着 "有异常" "需要进一步详细检查"等内容,你一定会非常紧张吧!

你会因此情不自禁地往悲观的方向想 "我是患了乳腺癌吗?"而且会因此越来越感到不安、越来越恐惧。有的人会尽快去做进一步详细检查,也有的人因为害怕知道结果而不敢去医院。

但是,在需要接受进一步详细检查的人中,只有0.24%被确诊为乳腺癌[①]。为了能够早日安心地生活,建议大家尽早去做进一步详细检查。

乳腺癌目前是一种有较高治愈可能的疾病

万一经过进一步详细检查被确诊为乳腺癌,如果是早期的话,有90%的人可以被治愈[②]。

在过去,癌症被认为是不治之症。但是,随着医学的进步,"癌症无法治愈"的看法也在逐渐淡化。特别是乳腺癌,治疗选择不断增加,能为患者制订出个体化的治疗方案。因此,如果在乳腺癌的筛查中被告知 "有异常",尽早做进一步详细检查利大于弊。为了在接下来还很漫长的人生中能活出自己的精彩,也要有接受进一步详细检查的勇气。

可以选择在有乳腺外科的医院进行进一步详细检查

乳腺癌的筛查包括乳腺钼靶检查及超声检查。这两种检查可以通过影像学确认硬结等异常。但是,要判断异常到底是乳腺癌(恶性肿瘤)还是良性肿瘤,则必须要做进一步详细检查。如果最终被确诊为乳腺

---

① 引自日本抗癌协会报告(2014 年)。
② 引自日本乳腺癌学会.(日本)全国乳腺癌患者统计调查报告 29 号。

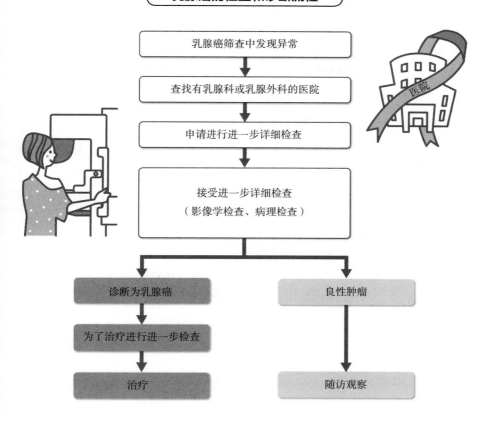

乳腺癌的检查和诊断流程

乳腺癌筛查中发现异常

↓

查找有乳腺科或乳腺外科的医院

↓

申请进行进一步详细检查

↓

接受进一步详细检查
（影像学检查、病理检查）

诊断为乳腺癌 → 为了治疗进行进一步检查 → 治疗

良性肿瘤 → 随访观察

医院

癌，要立即开始治疗。

要是决定接受进一步详细检查的话，接下来重要的就是选择医院。在单位组织的体检中如果被建议做进一步详细检查的话，可以去体检中心介绍的指定医院。

如果自己寻找医院的话，可以去有乳腺外科或乳腺科的医院，或有有乳腺专科门诊的诊所就医。虽然乳房相关疾病容易让人们认为是妇科疾病，但是乳腺癌的检查和治疗是在乳腺外科或乳腺科进行的。在日本还可以通过乳腺癌相关的书籍和医院手册寻找合适的医院，或者通过网站来搜索。日本乳腺癌学会的主页有乳腺专科医疗机构的相关信息。

养成自我检查乳房的习惯

乳腺癌是一种通过自我检查就能发现的疾病。为了保证自己的身体健康，建议每个月对乳房进行 1 次自我检查。

即便筛查没有异常也要继续关注自己的乳房

在乳腺癌筛查中如果知道自己没有异常后，就容易忽视乳房的健康检查。但是，乳腺癌会随着时间一点点变大，可能碰巧只是这次检查没有发现。即便乳腺癌筛查单上写的是"没有异常"，也要定期接受检查，这样即便以后乳房出现异常，也能及早发现、及早治疗。

乳腺癌与内脏发生的癌症不同，大多距离体表较近，因此其最大的特点就是容易通过乳房检查发现硬结。

实际上在乳腺癌患者中，有50%以上的人是自己察觉到乳房的异常后前来就医的。乳腺癌如果早期发现的话，预后较好。

从30岁开始，患乳腺癌的概率就会不断增加。也就是说，为了不错失治疗的机会，从20岁左右就要开始关注自己乳房的变化。

自己边看边触摸，进行乳房自我检查

平时如果可以养成触摸乳房、通过镜子观察乳房的习惯，即便是细微的异常也能及早发现。建议20岁以上的女性，每个月进行1次乳房自我检查（参见第6页）。

·自我检查的时机

从月经开始的第5天到1周后检查最好。这段时间乳房很软、很少胀痛，容易发现硬结。已经绝经的女性可以每个月固定一个时间来检查。

·注意按压的力度

按压乳房的力量太大的话，就很难看清乳房的凸凹。像对待肥皂泡沫一样轻柔地触摸乳房，才能发现凸凹。

不要放过这些信号

信号	特征
乳房的硬结	●触摸时像小石子一样硬的肿物可能是乳腺癌 ●咕噜咕噜地移动，像 QQ 糖一样有弹性的肿物可能是良性结节 ※ 即便肿物有弹性也可能是乳腺癌，反之硬的也可能是良性肿瘤
乳房的凹陷处	●乳腺癌在发展过程中会出现酒窝样的凹陷
乳头的溃烂	●乳头不断地反复溃烂和结痂，迟迟不愈合，有可能是 Paget 病（参见第 8 页）
乳头的分泌物	●单侧乳头出现混有血液的分泌物时，则有患乳腺癌的可能 ●两侧乳头有牛奶状的分泌物时，一般不需要担心
皮肤的变化	●皮肤出现红肿、有像橘皮样粗糙的表现时，多为乳腺炎，也可能是炎症性乳腺癌
淋巴结肿块	●锁骨下和腋窝的淋巴结肿大时，有乳腺癌转移的可能

·在仰卧状态下检查

在站立的状态下，可能无法很好地检查出问题。为了避免遗漏，建议就寝前在仰卧状态下检查乳房。

如果发现乳房有异常，及早就医

当自我检查发现乳房异常时，先将情况详细记录下来，具体内容包括左侧和右侧乳房的形状差异、凹陷、酒窝征、疼痛等，以及肿块发生的变化等，就医时准确地告知医生这些异常情况。

随后，如果发现了一些令人担心的症状，要尽早去有乳腺科或乳腺外科的医院就医。

最终要由专业的医生来判断肿块是良性的还是恶性的。千万不要自己判断，肿块比较小，和1个月前比较没有什么变化，所以不会有什么问题等。

乳房自我检查的方法

镜前自我检查乳房

乳腺癌多发生于接近体表的地方，因此自己通过观察和触摸，发现的可能性很高。自己检查乳房是否有不自然的皮肤凹陷、凸起等。

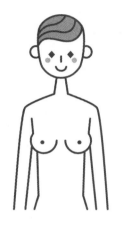

①在放松的状态下，双臂下垂站在镜前，观察乳房是否发生变化

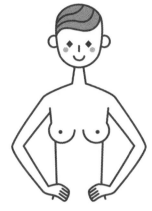

②两手叉腰，检查乳房的凸起、乳晕及乳头的变化、皮肤的变化等情况

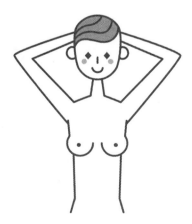

③双手在后方抱头，与②一样观察乳房、乳头及皮肤是否发生变化

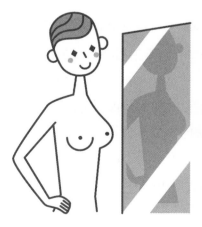

④身体进行后仰、前屈，变换姿势，认真观察乳房

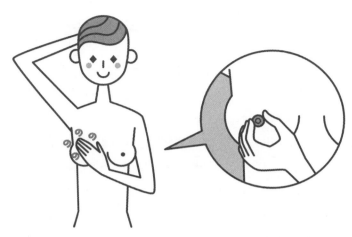

①将除了拇指以外的其余四指合拢，用指腹轻轻地按压乳房。指腹一边小范围画圈，一边从乳头的周围向乳房的外侧移动。仔细检查乳房是否有硬结和凹陷，以及腋下是否有硬结和肿块等。泡澡时，手指涂抹泡沫变滑后，很容易发现细微的变化
②用指尖揉搓乳房和乳头，检查乳头是否有分泌物

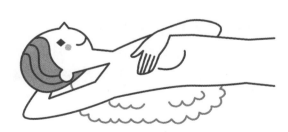

③在仰卧的状态下，再次重复①的检查。特别是对乳房大或肥胖的人来说，仰卧位更容易发现乳房异常。在背后垫上浴巾，让胸部挺起更好检查。将检查侧的手臂抬起枕在头下，用另一侧的手检查乳房到腋下的位置

熟知乳腺癌的好发部位

乳腺癌是怎么发生的？容易出现在乳房的哪个部位呢？掌握正确的知识可以帮助你更好地自我检查乳房。

乳腺癌发生在乳腺

乳房大致由皮肤、皮下脂肪、乳腺组织（乳腺）组成，而乳腺组织会发生乳腺癌。乳腺以乳头为中心，向整个乳房呈放射状排列分布。每个乳腺有15~20个乳腺腺叶，乳腺腺叶又会分为无数个乳腺小叶。纤细的乳腺导管从乳腺小叶出发，汇成一根粗大的乳腺导管。乳腺主要的作用为：乳腺小叶分泌乳汁，经乳腺导管将乳汁输送至乳头。

只要有乳腺的地方，就可能会发生乳腺癌。约95%的乳腺癌发生在乳腺导管，约5%发生在乳腺小叶。

非浸润癌和浸润癌

乳腺导管和乳腺小叶产生的癌细胞，会先在原发部位分裂、增殖。癌细胞局限于乳腺导管内，并未突破基底膜时称为非浸润癌。非浸润癌不会发生转移、不危及生命，是早期癌。而当乳腺癌细胞突破基底膜，呈现向外浸润的状态时称为浸润癌。发展为浸润癌后，癌细胞会向周围组织扩散，侵入淋巴结和血管，更容易向距离较远的脏器（肺、肝、骨骼等）转移，这种现象称为乳腺癌远处转移。

出现远处转移的乳腺癌称为转移性乳腺癌。例如，乳腺癌转移到肺与肺原发癌的性质不同，因此用"乳腺癌肺转移"来区别。治疗也以乳腺癌治疗为准。

另外，靠近乳头的较粗的乳腺导管产生的非浸润癌，蔓延至乳头后，会呈现为一种称为Paget病的表现，这也是乳腺癌的一种。

近半数乳腺癌发生在乳房外上象限

如果将乳房分为内、外、上、下、乳晕几个区域，那么乳腺癌最容

乳房的结构和乳腺癌的发展

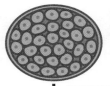

非浸润癌
癌细胞只停留在乳腺导管及乳腺小叶内

↓ 癌细胞扩散到乳腺导管之外……

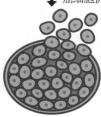

浸润癌
癌细胞扩散到乳腺导管及乳腺小叶外，并增殖

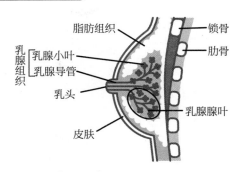

乳腺分为分泌乳汁的乳腺小叶及将乳汁输送至乳头的乳腺导管

乳腺癌的好发部位

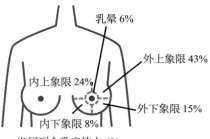

从身体正面看，乳腺癌好发于外上象限

乳晕 6%
外上象限 43%
内上象限 24%
外下象限 15%
内下象限 8%
发展到全乳房的占 4%

出自：圣玛丽安娜医科大学乳腺·内分泌科调查

易发生在外上象限，约占50%。这个部位好发的原因是，与乳房其他区域比较，乳房外上象限有更丰富的乳腺组织。其次是内上象限、外下象限、内下象限、乳晕。

另外，也有癌细胞扩散至整个乳房的情况，约占所有乳腺癌的4%。还有乳房多个部位同时发生乳腺癌的情况。

进行乳房自我检查时，要特别认真地检查乳腺癌好发的外上象限，同时也要仔细彻底地触摸检查整个乳房。

乳房硬结、肿胀的原因有很多

还有一些与乳腺癌症状相似的良性疾病。癌细胞有时候会隐蔽起来，因此一定要定期进行乳腺癌筛查。

乳腺增生

乳腺增生是比较常见的乳房良性病变，是由于雌激素紊乱引起的。三四十岁的女性易出现，绝经后症状会慢慢消失。主要的症状是乳房出现硬结及疼痛等。虽然乳腺增生的硬结表面凹凸不平，与乳腺癌的硬结触感不同，但是除非是专业的医生，否则无法准确地判断。另外，硬结会在月经前变大，月经结束时缩小。乳房的疼痛月经前也会加剧，至月经结束后减轻。

乳腺增生的特征是，随着月经变化出现的症状变化。除此之外，还可以看到从乳头分泌透明的或者像乳汁一样的分泌物。如果分泌物混有血液，则可能是乳腺癌，一定要注意。乳房自我检查的过程中如果发现这样的症状，一定要接受检查。

乳腺纤维腺瘤

乳腺纤维腺瘤是乳房的良性肿瘤，常见于20~40岁的女性。用手触摸乳房后，可以感觉到咕噜咕噜移动的硬结。基本上不会有痛感。虽然不会变为乳腺癌，但是需要通过影像学检查与细胞学检查来鉴别是否为乳腺癌。乳腺纤维腺瘤一般不需要治疗，但是如果瘤体增大，需要进行手术。

乳腺叶状肿瘤

乳腺叶状肿瘤硬结体积小的时候，与乳腺纤维腺瘤极其相似。但是其特征是硬结体积会迅速增大。乳腺叶状肿瘤大多数是良性的，但也有恶性的可能。一般来说，乳腺叶状肿瘤可以通过手术切除来治疗。

特殊的乳腺癌——炎性乳腺癌

炎性乳腺癌是癌细胞聚集在乳房的淋巴管内，导致淋巴液引流不畅，进而使乳房处于炎症的状态。其特征是乳房红肿，与乳腺炎类似。它的另一个特征是发展极为迅速。如果乳腺炎的炎症一直没有消退，一定要去医院接受检查。

癌细胞进入淋巴管后，会借此扩散至全身，因此治疗以化疗为主。

炎性乳腺癌的特征

- 乳房红肿

- 乳房整体肿胀

- 几乎触摸不到硬结

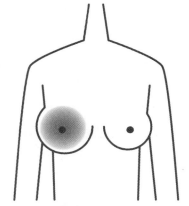

如果乳房明显肿胀或皮肤变红，则可能是炎性乳腺癌

乳腺炎

乳腺炎是乳腺发生炎症。哺乳期内，乳汁淤积在乳腺导管内引发的炎症称为乳汁淤积性乳腺炎。主要症状是两个乳房都会出现红肿、发热、疼痛、积脓、硬结等。需要给予抗菌药物治疗，如果有脓液的话，需要切开皮肤，排出脓液。

乳晕下脓肿是一种治疗比较困难、会反复复发的乳腺炎，必须通过手术去除病灶。

乳腺炎与乳腺癌无关。但是在哺乳期外，如果乳房出现像乳腺炎一样的红肿症状，有患炎性乳腺癌的可能。因此，不要自我判断，请到医院接受检查。

你属于易患乳腺癌的人群吗

乳腺癌的发病与雌性激素密切相关。另外，绝经后，肥胖也可能会导致乳腺癌。

雌性激素与乳腺癌密切相关

乳腺癌的发病原因目前还不是十分明确，但有一些因素与其相关，其中一个因素就是雌性激素。雌性激素包括雌激素（oestrogen）和孕激素（progestogen）。女性进入青春期后，雌性激素开始分泌，使乳房的体积变大，开始来月经，具有了怀孕的能力。长期分泌雌激素就会增加患乳腺癌的风险。因为雌激素会与乳腺癌细胞的雌激素受体结合，促使乳腺癌细胞不断增殖。初潮年龄较早及绝经年龄较晚的女性分泌雌激素的时间较长，因此患乳腺癌的风险较高。

另外，没有生产、哺乳经验的女性及初产年龄较大的女性也因为相同的原因患乳腺癌的风险增加。

激素补充治疗及口服避孕药（低剂量药剂）的影响

为了减轻更年期综合征的症状而给予激素补充治疗及口服避孕药，都是使用雌性激素的治疗。

激素补充治疗中有单独给予雌激素的治疗方式和雌激素和孕激素联合的治疗方式。后者会增加患乳腺癌的风险。进行激素补充治疗时，必须要与主治医生仔细沟通。另外，长期使用口服避孕药，也有极小的概率会增加患乳腺癌的风险。

饮酒、吸烟与乳腺癌相关，乳制品与乳腺癌是否相关还不确定

虽然有很多研究显示，饮食及生活方式与乳腺癌息息相关，但是到目前为止，几乎可以确定与乳腺癌有关的只有酒精的摄入和吸烟。

摄入的酒精量越多，患乳腺癌的风险越高。不仅仅是自己吸烟，吸二手烟（将其他人吸烟时产生的烟雾吸入体内）也会增加患乳腺癌的风险。

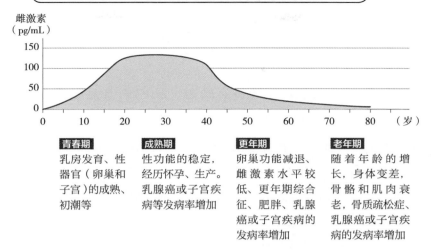

雌性激素（雌激素）的分泌量与身体的变化

雌激素
（pg/mL）

青春期	成熟期	更年期	老年期
乳房发育、性器官（卵巢和子宫）的成熟、初潮等	性功能的稳定，经历怀孕、生产。乳腺癌或子宫疾病等发病率增加	卵巢功能减退、雌激素水平较低、更年期综合征、肥胖、乳腺癌或子宫疾病的发病率增加	随着年龄的增长，身体变差，骨骼和肌肉衰老，骨质疏松症、乳腺癌或子宫疾病的发病率增加

以前曾有学者提出乳制品会不会增加患乳腺癌风险，现在一般认为，全面摄入乳制品有可能降低患乳腺癌的风险。但是，不同乳制品对乳腺癌的影响还在研究中，乳制品与乳腺癌的关系还不是很明确。

不仅仅是乳腺癌，在饮食上最重要的就是保证营养均衡、规律饮食。

肥胖容易引起乳腺癌，尤其要注意绝经后的肥胖症

绝经后的肥胖症，确实会增加患乳腺癌的风险。绝经后，虽然卵巢分泌的雌激素减少，但是脂肪细胞会促进雌激素的分泌，因此容易患乳腺癌。

为了防止身体肥胖，在注意饮食的同时，还要通过适量的运动来控制体重。

乳腺癌的风险检查清单

□ 无生产的经历
□ 无哺乳的经历
□ 初产年龄在 30 岁以上
□ 肥胖（绝经后）
□ 初潮在 11 岁以前
□ 绝经在 55 岁以后
□ 母亲、姐妹等家人患有乳腺癌及子宫癌
□ 患乳腺癌或良性乳房疾病
□ 过量饮酒（每天 2 杯以上的啤酒）
□ 吸烟
□ 出生时体重较重

＊以上情况符合越多，越容易患乳腺癌，要引起注意

35~65 岁女性容易患乳腺癌

女性最好发的恶性肿瘤是乳腺癌。但是，如果能早期发现、早期治疗，即使患了乳腺癌也不会危及生命。

每11名女性中有1名罹患乳腺癌，绝经后发病率会上升

在日本，每年约有9万女性被确诊为乳腺癌，且发病人数逐年增加。现在，每11名女性就有1名患乳腺癌。任何人任何时候被确诊为乳腺癌都不是稀奇的事。

观察不同年龄女性患乳腺癌的情况，结果显示，从35岁开始乳腺癌发病率升高，在45~50岁达到第一个高峰。这正好与忙于育儿和工作的时间段重合。在职业鼎盛期患乳腺癌的话，不仅会对家庭及工作产生极大的影响，对精神上的打击也不容小视。虽然50岁以后乳腺癌的发病率会降低，但是进入60岁后，会迎来第二个发病高峰。过去，日本女性多于绝经前患乳腺癌，但是近年来由于生活方式的改变，绝经后患乳腺癌的女性也在不断增加。

虽然患乳腺癌的人较多，但是死亡率并不高

根据2015年的统计，因为乳腺癌死亡的女性达到13 584人。下页上侧的图也清楚显示，在1975~2012年，死亡率在慢慢上升。但是，日本女性死亡率最高的恶性肿瘤是大肠癌，接下来是肺癌、胃癌、胰腺癌，乳腺癌排第五位。虽然女性容易患乳腺癌，但是与其他癌症相比，死亡率较低。与其他癌症相比乳腺癌死亡率较低的原因是，能在早期发现、早期治疗，治愈的可能性非常高。近年来，乳腺癌的诊断技术及治疗方法有了显著的进步。在医疗机构中，让患者理解并放心地接受治疗的支援体制也非常完善。另外，不仅是癌症的治疗，出院后回归社会的援助也在不断增加。

关注乳腺癌的女性虽在增加，但接受乳腺癌筛查的人并不多

近年来，宣传早期发现乳腺癌的重要性的"粉红丝带"运动在不断进

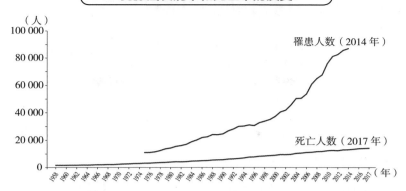

乳腺癌发病率和死亡率的演变

（人）

50 年前每 50 名女性中有 1 名患乳腺癌，现在增加至每 11 名女性中有 1 名患乳腺癌。死亡率也在慢慢增加，但是最近几年有降低的趋势

出自：患病率：日本国立癌症研究中心抗癌对策情报中心（2014 年）/
死亡率：人口动态统计（2017 年）

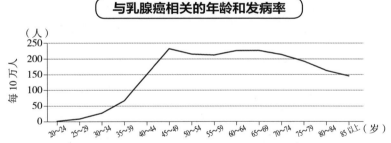

与乳腺癌相关的年龄和发病率

（人）

患乳腺癌的第一个高峰在 35~50 岁。绝经后 60 几岁又会迎来第二个高峰

出自：日本国立癌症研究中心抗癌对策情报中心（2008 年）

行中，推荐女性进行乳房自我检查，不断普及使用乳腺钼靶检查进行乳腺癌筛查。

由于这些活动的宣传，关注乳腺癌的女性在不断增加，这有助于减少因乳腺癌导致的死亡。

但是，实际上接受乳腺癌筛查的女性只有43%左右。不接受乳腺癌筛查最主要的原因是"没时间"。越早期发现乳腺癌，挽救生命的可能性就越高，"时间即生命"。每个月一定要留出点时间进行1次乳房自我检查，每年一定要留出时间进行1次乳腺癌筛查。

发现、诊断乳腺癌时要做哪些检查

乳腺钼靶检查、乳腺超声检查、细胞学诊断等，为了发现、确诊乳腺癌，有几项必须要做的检查。

检查包括发现乳腺癌需要做的检查及确诊乳腺癌需要做的检查。另外，确诊之后，决定治疗方式时也需要做相应的检查（参见第20页）。

发现乳腺癌需要做的检查

乳腺癌筛查中，如果被告知"有异常"，需要做进一步详细检查；或者乳房自我检查时发现有硬结的人，需要去乳腺科接受进一步检查，具体流程如下。

·问诊

最开始一定会接受问诊。大多数情况下，医生会在填写病历后，看着病历询问患者情况。

需要在病历上填写患者本人的病史、月经状况、是否有怀孕和哺乳的经历等信息。另外，家人的病史（特别是是否有患乳腺癌及子宫癌的亲属）也是比较重要的信息。如果发现乳房硬结的话，还要填写发现硬结的时间，以及乳房随着月经周期变化出现的异常状况等。

正在进行不孕不育治疗的人，服用口服避孕药的人，以及因为更年期综合征接受激素补充治疗的人，问诊时需要将这些信息如实填写。另外，接受了丰胸手术的人也必须告知医生，因为有的丰胸手术可能会导致钼靶检查无法拍到乳腺。

·视诊和触诊

医生通过视诊及触诊来检查乳房的外形、皮肤及乳头的异常，以及硬结的大小、硬度等情况。

·乳腺钼靶检查

乳腺钼靶检查时，用按压器和插入胶片的薄板将乳房固定，不断加压，从上下、左右开始拍照。可以发现触诊无法发现的微小硬结和钙化

乳腺钼靶检查

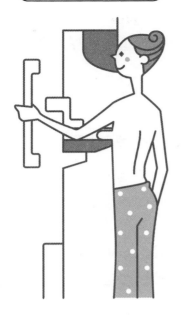

- 用按压器不断按压乳房，可以很容易发现硬结等病变，X 线的照射量也很少
- 可以发现触诊无法发现的硬结及乳腺癌早期阶段产生的细小白色的钙化颗粒

问诊时主要询问的项目

【症状】
□ 乳房有什么症状（硬结、皮肤凹陷、疼痛等）
□ 什么时候发现乳房有异常的
□ 乳房异常会因为月经周期发生变化吗
【月经情况】
□ 初潮年龄
□ 绝经年龄
□ 月经周期
□ 末次月经时间
【既往史】
□ 是否曾患乳腺癌
□ 是否患过其他疾病（乳腺·乳房、子宫·卵巢及其他疾病）
□ 是否接受过激素补充治疗、不孕不育治疗等
□ 是否进行过丰胸手术
□ 是否有怀孕、生产、哺乳经历
【血缘关系者】
□ 亲属中有患乳腺癌的吗
□ 亲属中有患其他癌症的吗

（乳腺内产生的钙质沉积）的白色颗粒。

乳腺钼靶检查中，硬结成像为白色，因为拍摄出来的乳腺也是白色的，所以乳腺发达的年轻人会表现为全乳发白，无法发现乳腺癌。这样的乳房称为高密度型乳房，无法使用乳腺钼靶检查。超声检查则可以解决这个问题。

· 乳腺超声检查

超声检查是利用超声波在乳房内发生反射，反射波成像的检查。因为不用担心暴露在X线下，所以适用于怀孕中或计划怀孕的人、年轻人、有强烈疼痛及炎症无法进行乳腺钼靶检查的人、高密度型乳房的人等。

另外，超声检查可以确定硬结的形状及性质，所以能够诊断硬结是

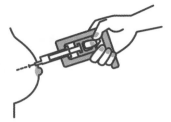

細针穿刺细胞学检查

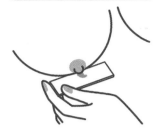

乳头分泌物细胞学检查

将针头刺入疑似发生病变的位置，吸取细胞。不需要局部麻醉

采集乳头的分泌物后进行检查

良性的还是恶性的。

确诊乳腺癌需要做的检查

经过视诊、触诊及影像学检查怀疑为乳腺癌时，为了进一步确诊，需要再次进行乳腺钼靶检查及超声检查。另外，也会进行细胞学检查（在显微镜下仔细观察病变部位）及活组织检查（针吸穿刺活检）等进一步详细检查。

·细胞学检查

细胞学检查分为乳头分泌物细胞学检查（采集乳头分泌物进行检查）及细针穿刺细胞学检查（使用细针穿刺到乳房的硬结及病变部位后，吸取细胞进行检查）。细针穿刺细胞学检查一般不需要局部麻醉，通过超声影像学确认的同时，刺入细针。检查时间约10分钟，患者负担较小。

·活组织检查（针吸穿刺活检）

活组织检查（针吸穿刺活检）会比细胞学检查使用更粗的穿刺针，以收集块状病变部分组织。检查方法有两种：一种是粗针穿刺活检，此法使用直径2mm的针穿刺，利用弹簧的弹力切下组织；另一种是吸引式组织活检，此法使用直径5mm的针穿刺，切下细胞，将其吸出。根据使用器械的名称，吸引式组织活检也被称为空心针活检或巴德活检。影像学检查发现钙化，但感觉不到硬结时，可以使用活组织检查。活组织检查需要局部麻醉。穿刺的部位虽然会形成血块，但随着时间会慢慢消退。另外，如果正在

活组织检查（吸引式组织活检）

　　使用乳腺钼靶检查的活组织检查，有面部朝下俯卧或坐着接受检查等方式。不需要住院，门诊即可进行。

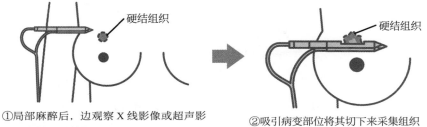

硬结组织

硬结组织

①局部麻醉后，边观察 X 线影像或超声影像边刺入活检针

②吸引病变部位将其切下来采集组织

服用阿司匹林、华法林等抗凝血药，需要在检查的前几天停药。

　　对患者来说，活组织检查比细胞学检查负担稍重一些。但是，随着活组织检查技术不断进步，此检查可以获得更多诊断需要的信息及做出正确的诊断，所以现在不做细针穿刺细胞学检查，直接进行活组织检查的病例不断增加。

·乳腺导管造影检查及乳腺导管内镜检查

　　如果乳头的分泌物有异常，过去会进行乳腺导管造影检查及乳腺导管内镜检查。但是，这些检查对身体伤害很大且获得的信息较少，现在基本上已经不再实施了。

·手术活检

　　手术活检是一种通过小手术采集组织的方法。与细胞学检查和活组织检查相比，手术活检虽然会对患者造成更大的负担，但是会提高诊断的正确率。手术活检会对保留乳房手术（部分切除术）及前哨淋巴结活检产生不利的影响，因此必须慎重实施。

·1周左右就会出检查结果

　　细胞学检查和活组织检查采集的细胞会被送至病理检查室。在那里被制作成显微镜标本，病理医生会从各种角度检查。因为要做很多工作，所以患者一般在1~2周才会拿到结果。这是为了得到正确的诊断所需要的时间，不要着急耐心等待。

选择下一步治疗时要做哪些检查

如果被确诊为乳腺癌，还会进行更加详细的检查，来确认癌症的累及范围及是否已经转移等情况，从而决定下一步治疗。

如果细胞学检查或活组织检查的结果显示患乳腺癌的话，为了决定下一步的治疗方式，还需要做更加详细的检查。

核磁共振检查和CT检查有助于了解乳腺癌的累及范围

·核磁共振检查

核磁共振（MRI）检查是一种利用强大的磁场的特性，通过从外部照射电磁波，将体内的氢原子图像化的检查方法。可以从不同的角度将身体内部结构图像化。

使用MRI进行乳腺癌检查称为乳腺MRI检查。此检查在准确定位乳腺癌病灶位置的同时，也能确定癌症的累计范围。一般来说，在血管内注入GD造影剂后即可拍摄。能否进行保乳治疗、是否必须切除全部乳房，可以根据MRI检查的结果来选择手术方式。

另外，手术前是否要进行抗肿瘤药物治疗以缩小肿瘤，以及确认药物治疗方法是否有用时，也会进行MRI检查。

·CT检查

CT检查是通过X线对人体层层环切扫描的检查方法。注射了碘造影剂的增强CT检查，可以确认癌症的范围，以及是否发生淋巴结转移及远处转移。

·确认是否向腋窝（腋下）转移的检查

确认癌细胞是否向靠近乳房的腋窝淋巴结转移也非常重要。因为乳腺癌很容易经过腋窝淋巴结向全身转移。

虽然超声检查及CT检查也能发现是否向腋窝淋巴结转移，但一般来说会在手术时进行前哨淋巴结活检（参见第46页），确认是否有转移。

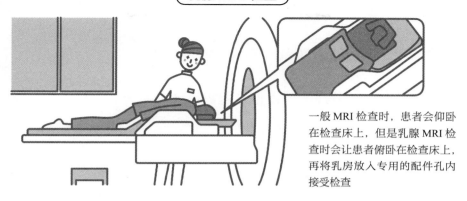

乳腺 MRI 检查

一般 MRI 检查时，患者会仰卧在检查床上，但是乳腺 MRI 检查时会让患者俯卧在检查床上，再将乳房放入专用的配件孔内接受检查

确认远处转移的骨显像检查与PET检查

·骨显像检查

骨显像检查是在血管内注射微量的同位素（放射性同位素）后，使用特殊的相机将同位素在骨骼内沉积的状态拍摄出来的检查方法。根据检查结果可以确认是否有骨转移。

·PET检查

癌细胞在体内增殖时会摄取大量的葡萄糖。PET检查就是利用了癌细胞这个特性，注射与葡萄糖类似的物质（FDG），随后进行全身PET扫描。只需要检查FDG大量聚集的部位，就可以确认癌症是否出现转移和复发。另外，也可以使用组合了PET和CT功能的PET/CT扫描。

确认乳腺癌亚型的病理检查

为了决定乳腺癌的治疗方案，确认乳腺癌的亚型（根据乳腺癌基因特征进行分类）也十分重要。根据病理检查进行分类。病理检查是将从身体采集的组织或细胞染色后在显微镜下观察的检查方法。除了细胞学检查或组织检查以外，还有手术中采集的肿瘤断端（切缘）要进行病理检查的。乳腺癌亚型主要根据肿瘤组织是否有激素受体和HER2蛋白表达等分为5类（参见第28~29页）。根据这个分类来选择不同药物治疗。

一旦知晓遗传基因，检查方法会因此改变

有 5%~10% 的乳腺癌被认为是遗传性乳腺癌。正确的认知可以增加预防和治疗的选择。

年轻人容易发病的遗传性乳腺癌

在乳腺癌的人群中，有5%~10%是遗传性乳腺癌。从整体来看，占比并不高。

首先，必须确认是否有患乳腺癌、卵巢癌、前列腺癌、胰腺癌等的亲属。遗传性乳腺癌的特征是易在年轻时发病，且两侧乳房都容易患病。下页介绍的遗传性乳腺癌的主要危险因素中如果符合其中任意一项，则应考虑为遗传性乳腺癌的可能。

父母向子女遗传的基因变异概率为1/2

研究显示，在容易患遗传性乳腺癌的人群中，很多是因为*BRCA1*和*BRCA2*基因中的一种发生了变异。这两种基因发挥着抑制正常细胞癌变的作用，因此任意一种基因发生变异后，就无法完全发挥控制癌变的作用，因此变得容易患乳腺癌。

父母将*BRCA1*或*BRCA2*基因变异，不论性别遗传给子女的概率均为1/2。虽然如此，即便有*BRCA1*或*BRCA2*变异基因，也不一定会得乳腺癌，有很多人一生都不会患乳腺癌。

血液检查可以检测出遗传性乳腺癌

检查遗传性乳腺癌可以通过抽血进行基因检测。与普通的血液检查相同，这是一种抽取少量血液就可以完成的简单检查，但是必须充分了解检测结果包含的意义。

目前在日本，基因检测可以随时做，但是不能使用医保，需要花费20万~30万日元的检查费用（不同医院费用不同）。

目前日本只有大学附属医院及肿瘤专科医院可进行乳腺癌的基因检

测。因为基因检测需要收集个人信息及进行遗传咨询等，所以必须有能管理精细问题的系统才能进行。

发现BRCA1、BRCA2基因变异时

如果发现BRCA1、BRCA2基因变异但是没有患乳腺癌，建议从25岁开始积极接受乳腺癌筛查。已经患乳腺癌的人，即便可以进行保乳治疗，复发的可能性也很高，因此要考虑是否选择乳房全切术。

另外，在美国没有发病的人有的为了预防乳腺癌而将乳房切除。

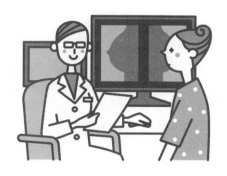

但是，在日本几乎没有因为预防乳腺癌而切除乳房的病例。

选择的治疗方法会根据每个人的人生观、年龄、工作、家庭状况等发生变化。在收集了各种各样信息的基础上，患者可以做出自己能够接受的选择。

乳腺癌的基因检测不仅对个人，也会对家人产生重大的影响。一定要与家人及主治医生充分讨论后，再接受检查。

乳腺癌筛查有两类

● 对策型筛查和任意型筛查

乳腺癌筛查大致可以分为两类：一类是地方政府以居民为对象实施的对策型筛查，另一类是个人因为体检而接受的任意型筛查。

对策型筛查是以降低地区居民死亡率为目的的集体筛查。至于检查对象和检查方法，考虑到接受检查带来的好处（发现癌症）及坏处（经济损失、精神痛苦、被折磨等）的平衡，现在推荐 40 岁以上的女性每 2 年接受 1 次问诊及乳腺钼靶检查。

任意型筛查是为了自己的健康进行的筛查。检查次数、检查项目根据个人的情况决定。

正在考虑进行乳腺癌筛查的人，要在理解对策型筛查和任意型筛查区别的基础上，选择筛查方法。

● 接受适合自己年龄的筛查

年龄不同，筛查方法不同。20~30 岁患乳腺癌的人数只占全人群的 1% 左右，因此平时关心自己的乳房，仔细做好乳房自我检查即可。但是，如果有患乳腺癌或卵巢癌的亲属，其患乳腺癌风险较高的话，可以选择任意型筛查。30~40 岁，在乳房自我检查基础上，建议增加任意型筛查，接受超声检查。到了 40 岁以上，就可以接受对策型筛查。另外，难以通过乳腺钼靶检查判断是否有癌症的高密度型乳房的人，建议进行乳房超声检查。

乳腺癌的对策型筛查及任意型筛查的区别

项目	对策型筛查	任意型筛查
概要	市区町村及职场的体检等，作为预防对策而提供的公共医疗服务	医疗机构及筛查机构等提供的医疗服务
对象人群	40 岁以上的女性	没有明确限制
筛查间隔	2 年 1 次	没有明确限制
筛查方法	问诊、乳腺钼靶检查	视诊、触诊、乳腺钼靶检查、乳房超声检查等，不同医疗机构检查的种类不同
费用	免费或自己负担一部分	全额自己负担（有时也可以使用医保报销一部分）

改编自日本厚生劳动省《癌症预防重点教育及癌症筛查实施方针（2016 年 2 月 4 日一部修正）》

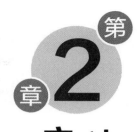

第2章

决定治疗方法时应该事先知晓的事情

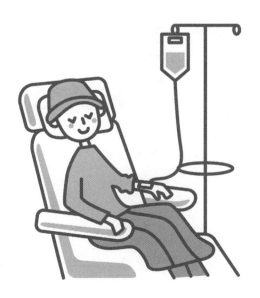

根据癌症的进展程度不同探讨保乳的可能性

根据肿瘤的大小及是否出现转移等状况，将乳腺癌的进展程度分为0~Ⅳ期，不同分期选择的治疗方案不同。

显示乳腺癌进展程度的"分期"

乳腺癌的治疗有手术治疗、药物治疗、放射治疗等。药物治疗又包括内分泌治疗、化疗（抗癌药物治疗）、分子靶向治疗，也可以考虑不同的治疗方式进行联合。

确定治疗方案所必须的信息之一是根据乳腺癌进展程度的"分期"。根据肿瘤的大小（T）、有无淋巴结转移（N）、是否有远处脏器转移（M），将乳腺癌的进展程度分为0~Ⅳ期。

非浸润癌[①]（0期）

癌细胞停留在乳腺导管内，是极早期的乳腺癌（Tis），称为0期乳腺癌。Tis包含非浸润癌及佩吉特（Paget）病。非浸润癌可以通过乳腺癌筛查时的乳腺钼靶检查及超声检查发现。另外，Paget病可以通过乳晕溃烂等症状被发现。

0期乳腺癌经过适当的治疗后，几乎不会发生复发和转移。以手术治疗为主，将乳房部分切除与放射治疗相结合的"保乳治疗"是主流的选择。只是，根据肿瘤的大小，有时选择乳房全切术会更好。

浸润癌[①]（Ⅰ~Ⅳ期）

Ⅰ期乳腺癌肿瘤直径在2cm以下，且无淋巴结转移。0期和Ⅰ期通常称为早期癌症。Ⅱ期以后，属于肿瘤体积较大的浸润癌，有可能会向淋巴结转移或其他脏器转移。Ⅰ期到ⅢA期乳腺癌，治疗时会将手术治疗、药物治疗和放射治疗结合进行。ⅢB~ⅢC期称为局部晚期乳腺癌，虽然可以手术治疗，但以药物治疗为主。Ⅳ期乳腺癌，癌细胞出现远处

[①] 非浸润癌、浸润癌：参照第8页。

乳腺癌的分期（病期）分类

分期（病期）		硬结的大小、有无转移等
0 期		非浸润癌
Ⅰ 期		●硬结直径在 2cm 以下，无淋巴结转移
Ⅱ期	A	●硬结直径在 2cm 以下，向腋窝淋巴结转移 ●硬结直径在 2~5cm，无淋巴结转移
	B	●硬结直径在 2~5cm，向腋窝淋巴结转移 ●硬结直径超过 5cm，无淋巴结转移
Ⅲ期	A	●硬结直径超过 5cm，向腋窝淋巴结转移，固定在周围组织上，并与周围组织互相黏着在一起；或者虽然没有向腋窝淋巴结转移，但是向胸骨内侧淋巴结转移 ●硬结直径大于 5cm，向腋窝或胸骨内侧淋巴结转移
	B	●与硬结直径无关 ●硬结固定在胸壁上，出现在皮肤上，癌症在乳房表面皮肤上形成病灶。包括炎性乳腺癌
	C	●与硬结直径无关 ●向腋窝淋巴结及胸骨内侧淋巴结都发生转移 ●也向锁骨上、下的淋巴结发生转移
Ⅳ 期		向其他脏器转移。乳腺癌容易转移的脏器有骨、肺、肝、脑等

转移，需要进行全身治疗，因此以药物治疗为主。

乳腺癌如果能在早期发现，并且开始治疗，10年生存率高达90%。如果出现肺、肝、骨等脏器转移后，疾病处于Ⅳ期，治愈的可能性极小，10年生存率约为25%。

选择治疗方案时要尊重患者自己的意愿

一般会根据乳腺癌的分期、亚型、组织类型、年龄、身体状况等来制订治疗方案。制订治疗方案时也要考虑患者自身的意愿和想法，如是否想保留乳房、使用什么治疗药物、想要降低复发的风险等。患者一定要与主治医生等医务人员及家属认真讨论后再做决定。

通过乳腺癌亚型了解适用的药物

根据癌细胞的不同特性，乳腺癌可分为 5 种亚型，亚型分类有助于患者选择适合自己的药物治疗。

亚型

乳腺癌的病理检查中，根据癌细胞的基因特征进行分类即亚型。

通过分析乳腺癌的亚型，可以选择适合患者的药物治疗。另外，也可以预测手术治疗后患者的预后。

乳腺癌的亚型检查时，会分析癌细胞的激素受体、人表皮生长因子受体-2（human epidermal growth factor receptor type2，HER2）、Ki67（标记癌细胞增殖能力的蛋白），根据它们的结果不同可以分为5种亚型（第29页表格）。

区分亚型时必须分析基因，但是特殊情况下可用免疫组织化学染色来诊断。这是一种将癌细胞染色后，分析着色部分的数量及着色方法的诊断方式。结果可以显示阳性还是阴性。

激素受体

雌性激素中的雌激素与乳腺癌细胞的雌激素受体结合后，是促使乳腺癌细胞增殖的因素。另外，另一种雌性激素即孕激素的产生，也会促进乳腺癌组织增殖。因此，需要检查乳腺癌细胞内是否存在雌激素和孕激素的受体。如果存在这两种激素受体的话，即为激素受体阳性乳腺癌。

激素受体阳性的乳腺癌为Luminal分型，分为A型和B型，占乳腺癌总数的70%~80%。此类型的乳腺癌，可以使用激素治疗。

HER2

HER2是存在于癌细胞表面、与癌症增殖相关的蛋白。HER2靶向治疗药物（曲妥珠单抗、拉帕替尼等）现已用于临床。通过病理检查，可以确认这些靶向治疗药物是否会有效，还可以预测癌症的转移及复发的风险。

乳腺癌的亚型及推荐的药物治疗

分类	增殖能力（Ki67）	激素受体（雌激素受体）阳性		激素受体（雌激素受体）阴性	
HER2 阴性	低	Luminal A 型 ● 激素治疗	70%	三阴乳腺癌 ● 化疗	10%
	高	Luminal B 型 ● 激素治疗 ● 化疗			
HER2 阳性	不论	Luminal HER2 型 ● 激素治疗 ● 化疗 ● 抗 HER2 治疗	10%	HER2 型 ● 化疗 ● 抗 HER2 治疗	10%

Luminal A 型：激素受体阳性，HER2 阴性，癌细胞的增殖能力较低。Luminal B 型：激素受体阳性，HER2 阴性，癌细胞的增殖能力较强。Luminal HER2 型：激素受体阳性，HER2 阳性。三阴乳腺癌：激素受体阴性，HER2 阴性。HER2 型：激素受体阴性，HER2 阳性。
（表中的百分率为占所有乳腺癌患者的比例）

激素受体与乳腺癌的增殖

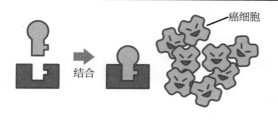

癌细胞

结合

与雌激素受体结合后，乳腺癌细胞发生增殖

Ki67

在乳腺癌的治疗过程中，最主要的目的就是抑制癌细胞增殖。Ki67是存在于增殖癌细胞内的核蛋白。Ki67阳性，表示癌细胞正在增殖；而且Ki67阳性率越高，癌症的恶性程度越高。

三阴乳腺癌

雌激素受体、孕激素受体、HER2均为阴性的乳腺癌称为三阴（triple negative）乳腺癌。因为激素受体和HER2均为阴性，因此不能使用内分泌治疗，而是推荐使用化疗（抗癌药物治疗）。

乳腺癌的治疗方法为"多学科治疗"

乳腺癌的治疗是以手术治疗为主，还有放疗和药物治疗等治疗手段有机结合的一种多学科治疗模式。

局部治疗和全身治疗相结合

乳腺癌的治疗方法大致分为2种：仅治疗乳房癌原发部位及其周围病变的局部治疗，以及杀灭潜伏在全身的微小癌细胞的全身治疗。局部治疗包括手术治疗和放疗。而全身治疗则包括内分泌治疗、化疗（抗癌药物治疗）、靶向药物治疗。根据患者的身体情况，将这些治疗方法有机结合进行治疗。

目前，越来越多的患者选择"个体化治疗"，根据患者乳腺癌的病理类型，选择最有效的治疗方法。另外，在制订治疗方案时也会考虑患者的年龄、妊娠、是否有生产的意愿等。

患者想要选择自己能够接受的治疗，就不能将治疗方案的选择权完全交给医生，而是要将自己的想法表达出来。

初始治疗和远处转移的治疗

被确诊为乳腺癌后，最开始实施的治疗为初始治疗。乳腺癌初始治疗如果是没有转移至其他器官的情况下，治疗以治愈为目标。初始治疗可以将局部治疗（手术治疗、放疗）与药物治疗相组合。

当癌细胞已经转移至其他器官，通过手术已经无法完全切除时，治疗方案与初始治疗不同，是针对远处转移的治疗。一旦出现远处转移，就以药物治疗为主，治疗目标是延长生命和保证生活质量（QOL）。

初始治疗的流程

初始治疗会根据各种检查结果首先讨论是否能手术治疗。然后会参考术前的活组织检查（针吸穿刺活检）得到的癌组织病理类型及亚型。最后通过对手术切除的癌组织进行病理检查结果，来决定手术后的治疗方法。

·手术治疗

早期乳腺癌基本上以手术治疗为主。手术前后根据患者的情况会给予放疗或药物治疗。

乳腺癌的手术分为乳房部分切除术（保乳手术）及乳房切除术（全切）。乳房部分切除术是将乳房中的肿瘤组织及其周围部分组织切除的方法。一般来说，术后应该进行放疗。这种方法会尽量保留较多的乳房，因此称为保乳法。而乳房切除术（全切）则是将乳房全部切除的方法。按照患者的意愿，术后可以进行乳房重建术再造乳房。

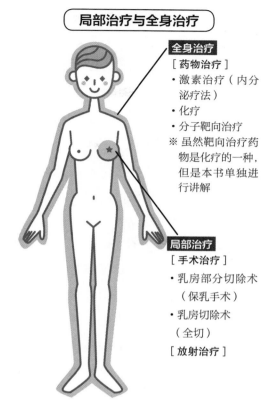

局部治疗与全身治疗

全身治疗
［药物治疗］
·激素治疗（内分泌疗法）
·化疗
·分子靶向治疗
※ 虽然靶向治疗药物是化疗的一种，但是本书单独进行讲解

局部治疗
［手术治疗］
·乳房部分切除术（保乳手术）
·乳房切除术（全切）
［放射治疗］

·术前药物治疗

过去的初始疗法会先通过手术将可见的乳腺癌病灶切除，然后给予药物治疗。但是现在接受术前药物治疗（将术后实施的药物治疗前移至术前，使癌症病灶体积缩小后再进行手术）的患者在增多。

在肿瘤原发病灶体积较大时，难以直接进行保乳手术，可以先进行术前药物治疗，然后实施乳房部分切除术，这样的病例也在不断增加。

术后治疗的流程

病理检查可以确认手术是否将肿瘤完整切除。病理结果不同，术后放疗也会不同。术后辅助药物治疗是为了杀灭可能潜伏在体内的癌细胞。根据病理亚型、分期、侵袭脉管（在癌症周围的血管及淋巴管内可见癌细胞）等来判断是否需要做术后治疗。乳房切除术（全切）术后也会给予药物治疗。

考虑患者妊娠的意愿选择治疗

在年轻的患者中，一定有治疗后想要怀孕、生产的人。过去认为，乳腺癌治疗后的怀孕、生产、哺乳有导致乳腺癌复发的危险，同时也担心药物治疗会对胎儿产生不利的影响，因此普遍选择放弃怀孕。但是，选择合适的治疗，就可以避开上述问题。而且，乳腺癌治疗后，即使怀孕，也不会增加复发的风险。另外，哺乳也不会诱发癌症复发，对幼儿也没有什么影响。

但是，治疗后想要怀孕的话，需要慎重考虑。因为化疗时使用的有些药物可能对卵巢产生不利的影响，可以导致治疗过程中及治疗后停经。特别对于40岁以上的女性来说，治疗后永久停经的可能性非常大。因此，治疗开始前，必须将自己治疗后想要怀孕的想法明确地告知主治医生。

因乳腺癌手术入院

根据医院及手术方式，不同乳腺癌手术的住院时间也长短不一，住院时间一般会在4~10天。

手术方式	住院时间
乳房部分切除术 + 前哨淋巴结活检	约4天
乳房全切术或乳房部分切除术 + 腋窝淋巴结清扫	约10天
乳房全切术 + 同时乳房重建术	约14天

【手术前一天】再次听取主治医生讲解手术的相关内容。如果有疑问或担心的话，可以与医生或护士沟通，在消除疑问和担心后再进行手术。

【手术当天】禁食禁水，测量体温和血压后，准备手术。手术可能会留置引流管（将体内积存的血液及淋巴液等液体引流至体外的导管），静养。

【手术后第一天】根据患者情况，进食及下床行走等。

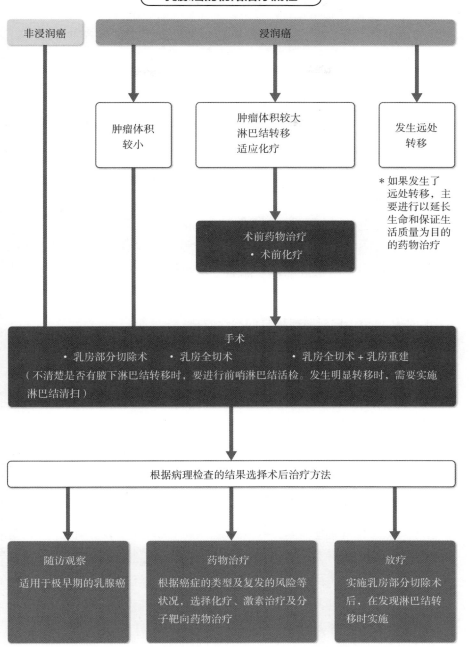

乳腺癌的初始治疗流程

| 非浸润癌 | 浸润癌 |

肿瘤体积
较小

肿瘤体积较大
淋巴结转移
适应化疗

发生远处
转移

* 如果发生了
远处转移，主
要进行以延长
生命和保证生
活质量为目的
的药物治疗

术前药物治疗
· 术前化疗

手术
· 乳房部分切除术　· 乳房全切术　　· 乳房全切术 + 乳房重建
（不清楚是否有腋下淋巴结转移时，要进行前哨淋巴结活检。发生明显转移时，需要实施
淋巴结清扫）

根据病理检查的结果选择术后治疗方法

随访观察

适用于极早期的乳腺癌

药物治疗

根据癌症的类型及复发的风险等
状况，选择化疗、激素治疗及分
子靶向药物治疗

放疗

实施乳房部分切除术
后，在发现淋巴结转
移时实施

首选治疗要参照"标准治疗"

"标准治疗"是最佳的治疗方式。决定治疗方法前，要知道乳腺癌的"标准治疗"是什么。

"标准治疗"是什么样的治疗

在乳腺癌各种治疗方法中，根据肿瘤的分期都有其推荐的基本治疗方法，也就是"标准治疗"。

那么怎么来确定"标准治疗"呢？以乳腺癌为例，根据多项临床试验结果，经过专家们讨论，现如今最佳的治疗方法即为"标准治疗"。

有的患者会从"标准"这个词将"标准治疗"误解为"平均水平的治疗"。然后提出"比起平均水平的治疗，我更想接受水平更高的治疗"。再次强调，"标准治疗"即为"目前认为可以达到最佳疗效的，同时安全性转高的治疗方法"。患者在了解了"标准治疗"之后，再和主治医生认真讨论自己所能接受的治疗方法。

由于医疗技术的进步，"标准治疗"也在发生变化。乳腺癌治疗正在日新月异的进步中。随着新的治疗方法不断登场，世界各国都在进行临床试验，并且每年都会在国内外的学术交流会上发表研究结果。从各方面对最新发表的治疗方法进行讨论，如果优于以往的治疗方法的话，则将其确定为新的"标准治疗"。因此，查询"标准治疗"的相关信息时，一定要知道最新的信息（治疗指南）。

如何知晓"标准治疗"

那么怎样才能了解到关于乳腺癌的"标准治疗"呢？在日本，日本乳腺癌学会通过制作《乳腺癌诊疗指南》，发布"标准治疗"。现在已经发行了乳腺癌治疗及流行病学•诊断等2册。但是这些资料是面向医务人员发行的，因此患者可以参考"面向患者的乳腺癌诊疗指南"。详细内容可在日本乳腺癌学会的主页进行确认。

接受"标准治疗"时的注意事项

在日本，基本上每家医院都可以进行"标准治疗"，因此即便不是肿瘤专科医院，也能进行"标准治疗"。另外，日本在全国的医院中指定了"地区癌症诊疗合作定点医院"，这些医院能够提供更高品质的癌症医疗服务。

即便主治医生推荐了"标准治疗"，患者也会"想要选择自己查询的治疗方法"或"想要尝试其他治疗方法"。

"标准治疗"有几种不同的选择。而且，选择了"标准治疗"也并不一定都会有效。最终做决定的是患者自己。

要认真听取主治医生对于治疗方案的说明，并且与家人好好沟通。也可以听取其他的意见。

认真思考对自己来说哪种治疗方法才是最好的，在完全接受后，再进行治疗。

日本的地区癌症诊疗合作定点医院

为了能让日本全国各地的医院都能提供高质量的医疗资源（称为均衡化），日本在全国指定了 399 家癌症诊疗合作定点医院及 28 家地区癌症诊疗医院（截止到 2016 年 4 月 1 日）

在癌症诊疗合作定点医院可以开始接受以"标准治疗"为首的各种治疗，也可以听取其他治疗建议，同时接受缓和医疗等专业的癌症治疗。而且，还有各地区肿瘤医生的通力协作，以及给予癌症患者咨询帮助。

可以在日本国立癌症研究中心的癌症信息服务中搜索癌症诊疗合作定点医院的相关信息。

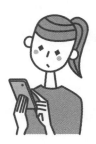

是否保留乳房？各自有哪些优缺点

女性很在意手术后自己的乳房会变成什么样子。患者可以充分了解保乳治疗的优缺点后，再做出决定。

保乳治疗

保乳治疗是将乳腺癌原发病灶及其周围组织部分切除，保留大部分乳房的手术，即乳房部分切除术。但是，保留的乳房有癌症复发的可能性，因此术后需要进行放疗。

从表示乳腺癌进展程度的分期来看，这种手术适合0期、Ⅰ期、Ⅱ期的大多数患者。具体来说，满足进行乳房部分切除术的条件包括肿瘤大小、扩散范围及术后是否能进行放疗。当肿瘤的直径在4cm以上时，就不适合实施保乳治疗。但是，即便肿瘤体积较大，能通过术前药物治疗将其缩小的话，也能实施保乳治疗。当然，如果考虑到术后有复发的风险，患者本人是否愿意保留乳房也是决定治疗的一个重要条件。

乳房切除术（全切）

有些乳腺癌不能选择保乳治疗，例如，肿瘤体积较大，癌细胞在乳房扩散范围较广，同时有多个癌症病灶，无法进行放疗等。这时就需要进行乳房切除术（全切）。乳房切除术（全切）可以在切除乳房的同时进行乳房重建（同时进行乳房再建术）。

考虑到术后乳房的状态后再选择

在考虑是否要选择保乳治疗时，设想自己的乳房在手术后是什么样子非常重要。

·乳房部分切除术后的乳房外形

过去会实施切除1/4乳房的"楔形部分切除"（从乳头开始楔形切除）。虽然这是防止癌症残留的安全对策，但是乳房容易变形也是手术带来的一个问题。

乳房部分切除术和乳房切除术（全切）的比较

项目	乳房部分切除术（＋放疗）	乳房切除术（全切）
生存率	没有变化	没有变化
乳房内癌症复发率	稍高	几乎没有
乳房的完整性	可以保留	较差
药物治疗的必要性	没有变化	没有变化

出自：福田护.正因为是常见疾病才更需要正确了解 粉红丝带与乳腺癌学习丛书.社会保险出版社,2015 年

随着影像学检查技术的进步，可以准确地了解病灶的范围，因此只需要将癌症及其周围组织进行小范围的圆形切除，这种乳房部分切除术在不断推广。这种手术痕迹较小，导致乳房变形的风险也比较低。但是，如果患者的乳房较小，或者由于肿瘤所在的位置也会导致乳房比较明显的变形。

·乳房切除术（全切）的乳房外形

乳房切除术（全切）会将乳房全部切除。因此，术后胸部会变平，手术痕迹也非常明显。切除乳房会导致胸部外观发生很大的变化，因此手术后或手术同时可以给予乳房重建术（参见第48页）。

两种治疗方法的疗效是否有区别

上面表中保乳治疗和乳房切除术（全切）的治疗效果比较显示，保乳治疗和乳房切除术（全切）的术后生存率几乎没有什么不同。但是，保乳治疗的乳腺癌复发率比乳房切除术（全切）稍高一些。

两种治疗方法的治疗时机也不同

保乳治疗手术后会给予放疗。虽然放疗必须每天到医院就诊（从周一到周五，每周5次），但是每次照射时间仅需几分钟，因此可以边工作边接受治疗。乳房切除术（全切）原则上不需要术后放疗。

想进行保乳治疗的患者应知晓的事

保乳治疗是乳房部分切除术联合放疗为主。最近，术前接受药物治疗缩小肿瘤后再手术治疗的病例也在不断增加。

标准之一是 "3cm"

保乳治疗是乳房部分切除术及放疗相结合的治疗方式，是0期、Ⅰ期及Ⅱ期乳腺癌的标准局部治疗式。

对于0期的非浸润乳腺癌来说，保乳治疗和乳房全切术的生存率几乎没有什么差别。因此，较为美观的保乳治疗应用更广。但是，如果癌细胞扩散范围较大，还是推荐乳房全切术。

Ⅰ期和Ⅱ期的浸润乳腺癌（肿瘤直径小于3cm）也适合保乳治疗。3cm是大致的标准，没有科学依据。根据乳房的大小及肿瘤的位置，3cm以上的肿瘤有时也可以进行保乳治疗。因此，有时肿瘤直径大于3cm时，也可以实施保乳治疗，而当肿瘤直径小于3cm、但因手术无法避免使乳房形状发生较大变化时，则不适用保乳治疗。

通过术前药物治疗使肿瘤体积缩小

如果肿瘤体积较大，但能够通过术前药物治疗将其体积缩小的话，也能实施保乳治疗。但是，进行术前药物治疗，可能很难判断肿瘤会缩小多少。

保乳治疗的流程

乳房部分切除术需要全身麻醉，手术时间一般需要1~2小时。手术中，也会进行前哨淋巴结活检（确认是否转移至腋窝淋巴结）及术中快速冰冻病理诊断（切除组织的病理检查）。术中快速病理诊断中，如果在切除组织中发现癌细胞（切缘阳性）的话，就会扩大手术切除范围。

手术后，切除的组织还会做进一步病理检查。根据手术病理结果，确定手术后的治疗方案。

手术切口恢复后，就要开始放疗。根据手术病理检查的结果，最终确定术后药物治疗方案。

如果是乳腺癌复发，则实施乳房全切术

保留的乳房可能会再次发生乳腺癌，这种情况称为保乳术后复发。这种情况的"标准治疗"为乳房全切术。虽说如此，但是根据复发的情况，治疗方法也不尽相同，具体请咨询你的主治医生。

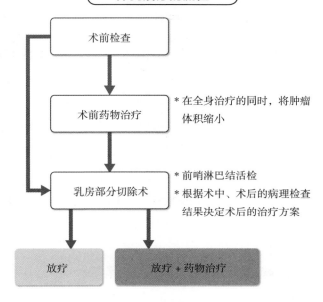

保乳治疗的流程

术前检查

↓

术前药物治疗 —— * 在全身治疗的同时，将肿瘤体积缩小

↓

乳房部分切除术 —— * 前哨淋巴结活检
* 根据术中、术后的病理检查结果决定术后的治疗方案

↓ ↓

放疗 / 放疗 + 药物治疗

实施乳房部分切除术后，为了防止乳腺癌复发必须进行放射治疗

不适用保乳治疗的情况

①有 2 处以上的肿瘤结节，分布在同一侧乳房距离较远的位置
②乳腺癌扩散范围较广
③术后无法进行放疗
④从硬结的大小与乳房大小的比例来看，预计无法达到美观的效果
⑤患者本人不希望进行保乳治疗

* 身体无法承受放疗，正在怀孕，过去进行手术一侧的乳房及胸廓已经做过放疗，有硬皮病或系统性红斑狼疮等结缔组织疾病等合并症，符合以上任意一种情况时，通常会选择乳房全切术
出自：日本乳腺癌学会编. 面向患者的乳腺癌诊疗指导 2016 年版（金原出版）部分改动。

通过术前药物治疗将肿块缩小后再进行手术

术前药物治疗不仅能够减少乳腺癌的转移或复发，还能够缩小肿瘤，使保乳治疗成为可能。

术前药物治疗的目的

当肿瘤过大无法进行保乳治疗时，可以给予术前药物治疗。如果可以通过术前药物治疗将肿瘤缩小，能增加保乳治疗的可能性。另外，也可以为无法手术的乳腺癌创造手术的机会。

部分患者担心术前进行药物治疗会导致肿瘤进展而错失手术的最佳时机。但研究显示，无论是术前还是术后给予药物治疗，生存率和复发率都没有差别。

术前药物治疗的目的之一就是缩小肿瘤病灶，同时也可以知晓该药物是否对患者有效，这也是术前药物治疗的优点。

患者本人也能感觉到肿瘤在缩小

在手术之前先进行药物治疗，患者本人也可以通过影像学检查确认肿瘤的缩小。而在手术切除了硬块之后的药物治疗，患者迟迟感觉不到药物的效果。这个差别，事实上是非常大的。能够让患者感觉到治疗效果对于接受下一步的治疗有着巨大的激励作用。这也是术前药物治疗明显的优势。

术前治疗的药物

术前给予的药物治疗是化疗（抗癌药物治疗）。

·术前化疗（抗癌药物治疗）

术前药物治疗可使70%~90%的乳腺癌病灶缩小。因为肿瘤体积过大无法实施保乳治疗时，先使用抗癌药物进行术前化疗。术前药物治疗对于无法进行手术的晚期乳腺癌及炎症性乳腺癌也十分有效。

常使用的化疗药物为蒽环类和紫杉类抗癌药物。这些药物在术后化

术前药物治疗的适应证	
适用的病例	**不适用的病例**
<ul><li>必须进行全身化疗的患者</li><li>缩小肿块<ul><li>* 让保乳治疗成为可能</li><li>* 有可能让无法手术的乳腺癌转化为可手术</li></ul></li><li>可以提前判断药物的疗效</li><li>有利于决定术后的治疗方案</li><li>接受继续治疗的意愿强烈</li></ul>	<ul><li>没有必要进行全身化疗的患者</li><li>下列情况不适用术前药物治疗后实施保乳治疗<ul><li>* 当癌细胞扩散范围较广时，即便肿瘤体积很小也无法实施保乳治疗</li><li>* 原本乳腺癌病灶就非常小</li></ul></li></ul>

疗中也会使用。一般用药时间为3~6个月。

病理检查中，HER2为阳性时，会将紫杉类抗癌药物与靶向治疗药物曲妥珠单抗联合使用。

· 术前内分泌治疗

对于可以手术的激素受体阳性乳腺癌来说（参见第28~29页），会给予术前内分泌治疗。但是，这种治疗还不能完全证明对于患者生存的改善，所以没有被选为"标准治疗"。即便术前给予内分泌治疗，也仅限于绝经后的患者，绝经前的乳腺癌是否适用还在临床试验阶段。

如果经过术前药物治疗肿瘤完全消退的话

术前药物治疗对于缩小肿瘤非常有效，有很多患者甚至达到了无法用手触摸到的效果。还有的患者通过影像学检查和病理检查发现肿瘤已经完全消失。这时许多患者觉得"已经不需要手术了"。影像学检查确实显示肿瘤已经消失，但是影像学检查无法检测到的有可能残留在体内的微小癌细胞。因此，虽然可以缩小手术的切除范围，但是为了完全切除癌症病灶，这种情况还是必须要手术的。

更详细地了解乳房部分切除术

这是一种尽可能保留较多乳房的手术。在决定之前，一定要仔细斟酌乳房切除的范围、术后乳房的变形及复发的风险等。

乳房部分切除术的方法

乳房部分切除术是一种把肿瘤及距离肿瘤边缘1~2cm的乳房进行切除的手术。为了防止切缘残留癌细胞，需要预先准确地确定切除范围，然后根据每例患者肿瘤的形状进行切除。过去根据乳房的切除方式不同，将乳房部分切除术分为乳房圆形部分切除术、乳房楔形切除术及肿瘤切除术。但是，现在根据超声检查、MRI检查及临床经验，可以准确地知道肿瘤的浸润范围，因此可以按照乳腺癌的形状将其切除。所以，不再根据切除方式将乳房部分切除术进行分类了。

术前新辅助化疗后的乳房部分切除术

根据乳腺癌病灶的大小、乳房大小和两者的关系来判定是否能行保乳手术，如果不符合保乳手术的条件，可以通过术前化疗缩小乳腺癌病灶。

乳腺癌病灶的缩小模式有很多种，大致可以将其分为两类。一类是以一点为中心的缩小模式（向心性缩小）。如果是这种模式的话，就可以缩小切除范围，或者使原本不能进行乳房部分切除术的患者增加保乳治疗的可能。另一类是乳腺癌病灶由厚变薄，但是肿瘤的浸润范围与化疗前没有差别；另外，细胞减少后也会出现以岛状散在分布的情况。这种情况下，虽然肿瘤体积缩小，但是大多数情况下还是无法实施乳房部分切除术。除了以上这种情况，当术前化疗效果甚微时，也无法实施乳房部分切除术。

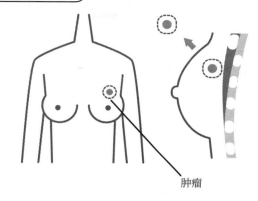

乳房部分切除术

将距离肿瘤周围 1~2cm 的部位设为安全区域，以肿瘤为中心，进行圆形切除。因为切除范围较小，所以伤口也很小，但是肿瘤残留的可能性稍高

肿瘤

术前化疗

● **最好不做乳房部分切除术时**
有时会因为肿瘤体积较大等原因，不能进行乳房部分切除术

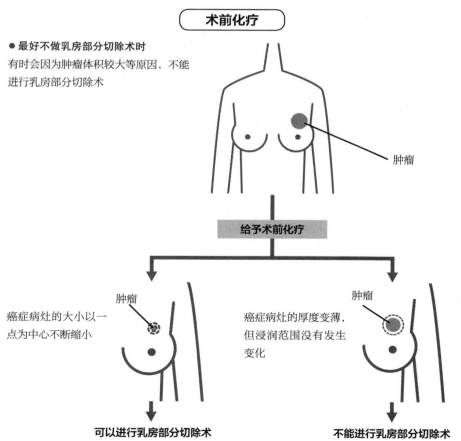

肿瘤

给予术前化疗

肿瘤

癌症病灶的大小以一点为中心不断缩小

肿瘤

癌症病灶的厚度变薄，但浸润范围没有发生变化

可以进行乳房部分切除术

不能进行乳房部分切除术

选择乳房切除术（全切）的患者应知晓的事

无法选择保乳治疗时，可以选择乳房切除术（全切）。在决定治疗的同时也要考虑重建失去的乳房。

乳房切除术（全切）的方法

因为肿瘤体积较大、数量较多等原因，无法进行保乳治疗时，可以选择乳房切除术（全切）。过去常给予大范围切除胸肌的Halsted根治术，但是现在普遍应用的是保留胸肌的乳房切除术。手术需要全身麻醉，手术时间一般在2~3小时。

保留胸肌的乳房切除术是一种切除整个乳房、保留胸大肌和胸小肌的方法（Auchincloss术）。手术中会切除一部分腋窝淋巴结，同时进行前哨淋巴结活检。手术后会因乳房切除局部变平。根据患者的意愿，手术后可以选择重建乳房。

希望手术同时进行乳房重建的方法

另外，还有皮下乳腺全切术（保留皮肤的乳房切除术）及保留乳头乳晕的乳房切除术等方法。无论哪种手术，都可以在不用移植和扩张皮肤的前提下，进行乳房重建手术。

·皮下乳腺全切术（保留皮肤的乳房切除术）

皮下乳腺全切术（保留皮肤的乳房切除术）是一种在保留乳房皮肤的情况下，切除乳腺腺体及乳头、乳晕的方法。

·保留乳头乳晕的乳房切除术

保留乳头乳晕的乳房切除术是一种在完整保留乳头、乳晕、乳房皮肤的情况下，从乳房下切开，切除乳腺的方法。这种方法可以保留自己的皮肤和乳头、乳晕，因此比完全重建的乳房更加自然。但是，因为保留了乳头，乳腺癌复发的风险就会稍高一些。乳腺癌有向乳头发展的倾向，因此该手术必须满足一定的条件，不是患者有意愿就可以做的。

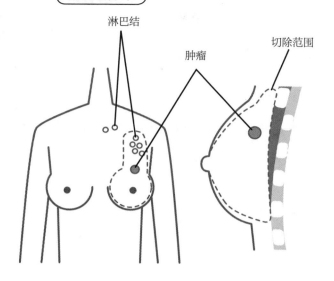

乳房切除术

淋巴结

肿瘤

切除范围

● **保留胸肌的乳房切除术**
将包含肿瘤的全部乳腺、乳头、皮肤、腋窝淋巴结全部切除。有保留胸大肌和胸小肌的 Auchincloss 术和仅保留胸大肌的 Petty 术。手术后数月至几年后可以重建乳房

● **皮下乳腺全切术（保留皮肤的乳房切除术）**
将包含肿瘤的乳腺全部切除，并且切除乳头、乳晕，仅保留乳房的皮肤。可以同时重建乳头、乳晕，重建隆起的乳房

● **保留乳头乳晕的乳房切除术**
从乳房的外缘将下缘的皮肤切开，切除包含肿瘤的乳腺。保留皮肤、乳头和乳晕。只需要同时重建隆起的乳房

想要重建乳房的患者，在了解其优缺点之后，可以和主治医生进行沟通。

手术后的流程

对手术中切除的癌症组织进行病理检查，参考术后病理结果确定手术后的治疗方案。虽然全部切除了乳房，但是还有远处转移的可能。除了已经全部切除癌细胞的非浸润癌，其余情况术后都需要进行药物治疗。极少数患者还需要术后放疗。

乳房重建（重建失去的乳房）分为乳房切除术后，间隔一段时间后重建乳房的二期再造以及与乳房切除术同时进行的乳房重建（一期再造）。

腋窝淋巴结清扫及前哨淋巴结活检

由于乳腺癌前哨淋巴结活检的标准化，有省略腋窝淋巴结清扫的趋势。

淋巴结

淋巴管像血管一样遍布在我们体内。在淋巴管中，流动着保护身体不受病原菌伤害的淋巴液。淋巴管汇合后，形成的像结节一样的小器官就是淋巴结，也被称为淋巴腺。

腋窝淋巴结清扫

在与乳房相邻的腋下有10~20个淋巴结。如果癌细胞通过淋巴管的途径扩散，则会经由腋窝到锁骨下的淋巴结，然后向全身转移。

如果乳腺癌已经转移至淋巴结，手术时需要同时切除腋窝淋巴结，这就是腋窝淋巴结清扫。腋窝淋巴结清扫会将周围的脂肪组织也一并切除。淋巴结清扫范围扩大后，术后容易出现从腋下到上臂的疼痛、麻痹及上臂淋巴水肿等并发症。

以前哨淋巴结活检为标准

为了减少淋巴结清扫引发的并发症，前哨淋巴结活检技术已经应用于临床。前哨淋巴结是腋窝淋巴结中癌细胞转移必经的第一站淋巴结，也称为前哨淋巴结。"Sentinel"是哨兵的意思。可以仅切除前哨淋巴结，在手术中进行病理检查，确认是否有癌细胞转移。前哨淋巴结如果没有发现癌细胞转移，则下一站的淋巴结均没有发生转移，因此不需要进行淋巴结清扫。而如果发现前哨淋巴结转移的话，就要进行淋巴结清扫。或者术前检查已经确认有淋巴结转移的话，则不需要进行前哨淋巴结活检，直接进行腋窝淋巴结清扫。

一般认为非浸润癌不会发生淋巴结转移，因此不需要淋巴结清扫和前哨淋巴结活检。

前哨淋巴结活检的操作

为了能够找到前哨淋巴结，术前需要注射放射性同位素（能放射出极微量的放射线的物质）和色素。这些物质会经过淋巴管集中在前哨淋巴结，将其标记后，手术时就能找到，摘除前哨淋巴结，然后在显微镜下确认是否含有癌细胞（术中快速诊断）。

前哨淋巴结活检引起的并发症

虽然极少发生，但是有的人会对注

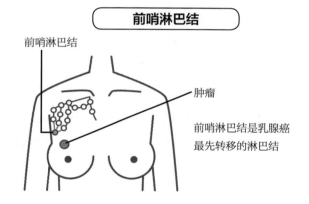

腋窝淋巴结清扫

胸小肌
胸大肌

Level Ⅲ
胸小肌内侧的淋巴结

Level Ⅱ
胸小肌背面的淋巴结

Level Ⅰ
胸小肌外侧的淋巴结

腋窝淋巴结是指位于腋窝的淋巴结，可分为 Level Ⅰ 至 Level Ⅲ 三组。腋窝淋巴结清扫从最容易转移的 Level Ⅰ 开行进行

前哨淋巴结

前哨淋巴结

肿瘤

前哨淋巴结是乳腺癌最先转移的淋巴结

射的色素过敏。而且，前哨淋巴结活检也会引发手臂疼痛、麻痹等并发症。但是，发生率低于腋窝淋巴结清扫引起的并发症。

在日本，前哨淋巴结活检已经成为标准的方法了。但是，不同的医院治疗方法及方案也会不同。一定要事先和医生确认有关前哨淋巴结活检和淋巴结清扫的做法，并告知医生你的想法。

乳房重建技术发展到哪个阶段了

重建乳房的时机分为一期再造和二期再造。近年来，与乳房切除手术同时进行的一期再造不断增加。

原本就要从是否接受乳房重建术开始讨论

乳房全切术将单侧乳房切除后，身体的平衡就会遭到破坏，对肩膀和腰部等会产生不良影响。而且更为重要的是，很多患者因为失去了作为女性特征的乳房后，会产生巨大的落差感，或者因为外观的问题，担心"没办法去泡温泉了"等。

失去乳房会导致患者的生活质量大幅下降，这时就需要考虑乳房重建术。重建乳房需要整形外科的技术，可以减轻失去乳房带来的打击。但是，是否接受乳房重建术最终还是取决于患者。想要重建乳房的患者，一定要事先将自己的想法告知你的主治医生。也要和负责重建乳房的整形外科医生认真讨论。不一定能按照你的想象来重建乳房。不希望患者接连遭受失去乳房和没有按照自己的想法重建乳房的双重打击。有的患者会事先通过照片的形式了解一下重建后的乳房。而且随着年龄的增长，保留下来的乳房与重建的乳房会产生很大的差别。一定要事先认真听取医生的建议。

乳房一期再造和二期再造的不同

重建乳房的时机分为与乳房切除手术同时重建的一期再造和切除乳房后等待伤口恢复之后再进行重建的二期再造两种。乳房再造还能再分为一次法和两次法。乳房一期再造和二期再造各有优缺点。

·一期再造

切除乳房与重建乳房可以同时进行（两次法为植入皮肤扩张器）。不存在失去乳房的情况，因此可以减轻患者身体和精神上的负担。大多数患者会选择两次法，3~6个月后进行二次手术。

项目	一期再造	二期再造
时机	与乳房切除术同时进行重建	乳房切除术后，过一段时间再实施乳房重建术
优点	● 减少总的住院时间与手术次数（所需费用低于二期再造） ● 减少失去乳房的失落感	● 乳房切除术后，有考虑是否重建乳房的时间 ● 不管过了多少年都可以重建 ● 切除后的皮肤组织变得比较稳定，可以追求更加美观的效果
缺点	● 延长单次的手术时间及住院时间 ● 必须在诊断乳腺癌后到手术之间较短的时间内做决定 ● 重建后的乳房有可能会和想象中不一样	● 因为失去乳房而感到失落的时间更长 ● 需要再次住院、手术（比一期再造所需要的费用和时间多）

　　一期再造需要乳腺外科医生和整形外科医生紧密协作。不是任意一家医院都有这个条件，因此想要一期再造时，必须自己寻找合适的医院。必须在手术之前极短的时间内选择重建方法，因此考虑的时间不是很充足。所以，与主治医生及整形外科医生的沟通交流就极为重要。

·二期再造

　　乳腺癌手术后，过一段时间再进行重建，因此可以留出充足的时间来慎重考虑。不管过了多少年都可以进行二期再造。乳房二期再造需要再次入院进行手术，需要的时间和费用会比一期再造多。如果担心乳腺癌复发的话，可以先接受预防术后复发的治疗，然后接受乳房重建。

无法重建乳房的情况

　　即便希望重建乳房，也有不能进行的情况。

·接受了放疗

　　放疗会损伤皮肤。皮肤变得脆弱，延展性变差，因此不具备重建乳房的条件。

·医院的原因

　　有的医院只能进行乳房切除术，而无法进行乳房重建。作为解决办法，可以请医生介绍到能够完成乳房重建的医院。

乳房重建时使用自体组织还是选择人造乳房

乳房重建的方法包括自体组织乳房重建和假体乳房重建。

对比两种重建方法后做出选择

乳房重建分为从身体其他部位移植自体组织的乳房重建和使用人造材料填充的假体乳房（植入假体）重建两种方法。两种方法各有优缺点，至于选择哪种乳房重建方式，则需要根据乳腺癌切除术，乳房的形状及大小，生活方式，本人的意愿来选择。

自体组织乳房重建

重建乳房使用的自体组织，可以从腹部或背部的组织中选取。

·使用腹部组织重建乳房

这是一种使用腹部的皮肤、脂肪和肌肉（腹直肌）的一部分来重建乳房（腹直肌皮瓣移植乳房再造）的方法。虽然会在下腹部残留30cm左右的伤口，但是可以通过衣服遮挡，日常生活中不会有被看到的问题。但是，移植部分腹直肌也会对身体产生不小的损伤。特别是会引起腹肌松弛、腹壁切口疝（腹腔内的脏器从腹部的伤口膨出的症状）。因此，这种重建方法不适合曾经接受过腹部手术的患者，以及将来有怀孕、生产意愿的患者。另外，还有穿通支皮瓣乳房再造术，此方法保留腹直肌，只取含有向腹部脂肪供血的带有血管的组织来重建乳房。虽然这种方法可以保留腹直肌，但是缝合血管对主刀医生的技术要求较高。而且会有血管堵塞及移植脂肪坏死的可能性。

·使用背部组织重建乳房

选取背部附着血管的肌肉（背阔肌）、皮肤、脂肪来重建乳房的方法称为背阔肌皮瓣乳房重建术。即便切取了背阔肌，其他肌肉也会代替其发挥作用，几乎不会影响生活。虽然背部会留下15cm左右的瘢痕，但是几乎可以被内衣遮挡住，不会非常明显。

这是针对腹部曾经做过手术，或者以后想要怀孕、生产的患者的一种选择。另外，还需要留意，如果移植了肌肉，因为肌肉会随着年龄的增长不断萎缩，所以重建的乳房也会慢慢变小。

人造乳房（植入假体）重建

植入人造乳房的重建几乎不会对身体产生什么负担。通常会先使用皮肤软组织扩张器来撑开皮肤的扩张术（Expander术）（两次法）。

在胸部肌肉下植入组织扩张器，之后的3~6个月慢慢向其中注入生理盐水，将皮肤等部位撑开，使其与另一侧乳房大小相同。随后，将组织扩张器更换为假体，完成重建。术后需要定期去医院检查假体的状态。

常见的并发症有植入假体时引发感染。还有数年后假体的周围生成包膜，变硬后出现包膜挛缩，伴随皮肤凹陷。有的假体还有破裂后内容物漏出的风险。但是，现在经常使用的是一种不易破裂且不易引起包膜挛缩的黏性材料。

乳房会随着年龄的增长慢慢下垂，但是植入假体后的乳房却不会发生变化，因此时间长了左右乳房会不太对称。

植入假体后，依旧可以进行胸部X线检查及超声检查。但是扩张器中有磁铁，所以在植入期间无法进行MRI检查。

乳房重建后的乳头、乳晕重建

不管哪种重建乳房的方式，都需要在手术后乳房稳定之后再进行乳头和乳晕的重建。可在1个月之后进行。乳头和乳晕的重建可以移植没有进行手术一侧的乳头和乳晕，也可以移植大腿内侧等颜色相近的皮肤。

自体组织乳房重建和人造乳房（假体植入）重建的区别

项目	自体组织乳房重建	人造乳房（假体植入）再造
方法	● 腹直肌皮瓣移植乳房重建 / 穿通支皮瓣乳房重建 ● 背阔肌皮瓣乳房重建术	植入皮肤扩张器 植入假体
住院时间	一般 2~3 周	当天出院或几天
对身体的负担	● 腹直肌皮瓣移植乳房重建对身体影响大 ● 穿通支皮瓣乳房重建术对身体影响小 ● 会有切取组织的伤痕	● 对身体负担较小 ● 只有切除乳房的伤口
去医院的频率	几周 1 次至 1 年 1 次	从植入皮肤扩张器到植入假体，每 2~4 周需要去医院 1 次，注入生理盐水
乳房状态	● 自然的触感 ● 随着年龄的增加，可以和另一侧乳房一起发生变化	● 稍微硬一些的触感 ● 随着年龄的增加，慢慢与另一侧乳房出现差异
放射治疗	可以	根据病症而定

腹直肌皮瓣移植乳房再造的流程

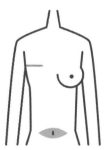

①切开腹部，将皮肤、脂肪、腹直肌的一部分（腹直肌皮瓣）剥离

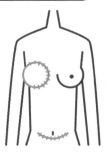

②将腹直肌移植皮瓣移植到乳腺癌手术切除的部位，缝合乳房和腹部的切口

背阔肌皮瓣乳房再造术

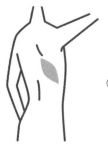

①切开后背，将附着着脂肪、皮肤的背阔肌（背阔肌皮瓣）剥离

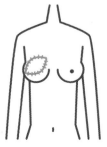

②将剥离的背阔肌皮瓣从腋下的内侧穿过，移植到前胸部

人造乳房（植入假体）重建

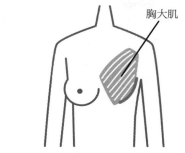

胸大肌

①将胸大肌的背面剥离

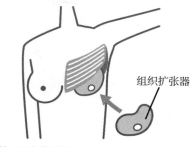

组织扩张器

②植入组织扩张器

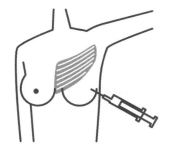

③在植入 3~6 个月内，每个月向扩张器内
注入生理盐水

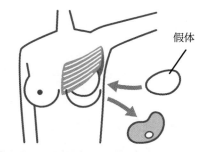

假体

④膨胀至乳房的形状后，移除组织扩张器，
植入假体

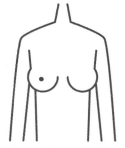

⑤乳头、乳晕以外的乳房重建完毕

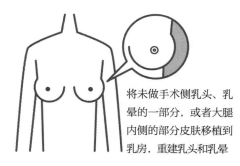

将未做手术侧乳头、乳
晕的一部分，或者大腿
内侧的部分皮肤移植到
乳房，重建乳头和乳晕

⑥待重建的乳房稳定后（约 1 年），重建
乳头和乳晕

手术后通过放疗来预防复发

乳腺癌术后放疗的目的是预防复发。原则上，在保乳治疗中，乳房部分切除术会联合放疗。

通过放射线来杀灭癌细胞

放疗又称放射治疗，是利用放射线穿过人体时损伤DNA从而导致细胞受损的特性来消灭癌细胞的一种治疗方法。虽然各种类型的癌症都可使用放射治疗，但是放射治疗对乳腺癌是最有效的。

·适合放疗的情况

在乳腺癌的治疗中，原则上，在乳房部分切除术后，考虑到有可能会有微小残留的癌细胞，为了防止复发，会给予放疗。

除此之外，乳房切除术（全切）后，如果发现有腋窝淋巴结转移，复发可能性比较高，也会给予放疗。

晚期癌症无法手术时，也会将药物治疗和放疗联合进行治疗。另外，当出现复发和转移时，也会使用放射线照射病变部位。

·不适合放疗的情况

不适合放疗的情况有怀孕、因其他疾病已接受过放疗、红斑狼疮活动期、本人不想接受放疗等。

给予放疗后，很难再重建乳房。另外，还会丧失产生母乳的功能（没有受照射一侧的乳房可以产生母乳）。想要重建乳房、怀孕、哺乳的患者一定要提前告知主治医生。

放疗的流程

·放疗前要做的事

根据手术和病理检查结果，决定放疗的治疗方案。治疗前，需要做CT以便制订治疗计划，认真商讨放疗照射的范围、每次照射的剂量、照射次数等。另外，还要在患者体表做好照射范围的标记。

·开始放疗

一般来说，放疗每天做1次，除了周末以外，每周需要去医院5次。每次治疗时间只需要几分钟，不影响上班。每周5天的照射循环需要持续5周。最近，放疗也会根据患者自身的条件，可以增加每次的照射剂量，减少照射天数。照射过程中不会感觉到疼痛和灼热。

不良反应

放射线照射引起的不良反应主要是放射性损伤。分为治疗时出现的急性损伤和几个月甚至几年后出现的晚期损伤。

·急性损伤

照射放射线部位的皮肤像是被晒伤一样，出现发红、刺痛、瘙痒、干燥、起水疱、发黑等症状。也会有患者觉得身体疲惫。无论是什么症状，治疗结束后一般会恢复正常。

·晚期损伤

晚期损伤表现为皮肤和乳腺组织变硬，毛细血管突出表面。肺部照射放射线还会引发肺炎。一定要在症状加重前及时就医。

日常生活护理

在治疗过程中，泡澡时不要用力摩擦皮肤，穿着干净、柔软的衣服和内衣，使用乳液保湿，做好皮肤护理。出现剧烈的瘙痒时，请咨询主治医生。

放疗的流程

制订治疗计划

- 事先通过 CT 检查，决定照射范围、每次的照射剂量及照射次数等
- 在患者体表做好标记

↓

照射放射线

保留乳房治疗
- 每天 1 次，每周 5 天，持续 5 周
- 整个乳房每次线量 1.8~2.0Gy × 5 天 × 5 周 =45~50Gy
- Gy 是表示放射线线量的单位

↓

追加照射
（术后病理判断复发风险较高时）

- 追加 1~2 周 10~16Gy 照射剂量
- 当腋窝淋巴结有 4 个以上出现转移时，需要将照射范围扩大至颈根部淋巴结

内分泌治疗的种类和选择方法

对于激素受体阳性的乳腺癌，可以期待内分泌治疗的效果。绝经前和绝经后会使用不同的药物治疗。

内分泌治疗

雌性激素包括雌激素和孕激素。约70%的乳腺癌细胞受到雌激素的刺激后会增殖。是否受雌激素影响，取决于雌激素是否会和在乳腺癌细胞中的雌激素受体结合。因此，内分泌治疗对于有激素受体表达的乳腺癌（激素受体阳性）有效。这是一种通过抑制雌激素分泌，阻断其和激素受体结合从而来抑制癌细胞增殖的治疗方法。反之，对于激素受体阴性的患者这种治疗就不起作用。

内分泌治疗有四类药物

在乳腺癌的不同亚型中（参见第28~29页），Luminal A型、Luminal B型及Luminal HER2型推荐使用内分泌治疗。此3种亚型都是激素受体阳性。

内分泌治疗使用的药物包括LH-RH受体激动剂、芳香化酶抑制剂、抗雌激素药和黄体酮四类。绝经前和绝经后的乳腺癌患者，会给予不同的药物治疗。

· 绝经前的内分泌治疗

绝经前，雌激素主要由卵巢生成。此时，从下丘脑向卵巢发出指令的是黄体生成激素释放激素（LH-RH）。抑制雌激素分泌的药物是LH-RH受体激动药。

抗雌激素药是防止雌激素和雌激素受体结合的药物。绝经前和绝经后都可以使用。为了防止复发，一般来说需要连续服用5年抗雌激素药。最近也有服用10年的病例。除此之外，还有同时联合LH-RH受体激动剂注射给药2~5年的方法。

· 绝经后的内分泌治疗

绝经后，卵巢功能衰退。此时女性的身体主要由肾上腺分泌的雄激

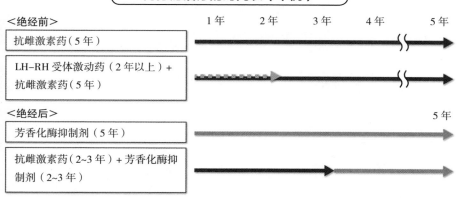

内分泌治疗药物的特征

分类	药物名称	适应阶段	用药方法	特征
抗雌激素药	他莫西芬	绝经前、绝经后	口服	通过阻断癌细胞的雌激素受体，阻断雌激素作用
	托瑞米芬		口服	
	氟维司群	绝经后	肌内注射	
LH-RH 受体激动药	戈舍瑞林	绝经前	皮下注射	可以抑制卵巢分泌雌激素
	亮丙瑞林		皮下注射	
芳香化酶抑制剂	阿那曲唑	绝经后	口服	可以阻断将雄激素向雌激素转变的芳香化酶
	依西美坦		口服	
	来曲唑		口服	
黄体酮	醋酸甲羟孕酮片	绝经前、绝经后	口服	间接抑制雌激素

内分泌治疗的时间表（举例）

<绝经前>

抗雌激素药（5 年）

LH-RH 受体激动药（2 年以上）+ 抗雌激素药（5 年）

<绝经后>

芳香化酶抑制剂（5 年）

抗雌激素药（2~3 年）+ 芳香化酶抑制剂（2~3 年）

素，在芳香化酶的作用下转变为雌激素。这时为了阻止雌激素的生成，可使用芳香化酶抑制剂。当然也可使用抗雌激素药。为了防止复发，一般需要连续服用芳香化酶抑制剂5年。也有先服用抗雌激素药，随后更换为芳香化酶抑制剂的治疗方法。

· **晚期、复发癌症的内分泌治疗**

绝经前，同时皮下注射LH-RH受体激动剂和口服抗雌激素药。绝经后，使用芳香化酶抑制剂。也可选择氟维司群（比他莫西芬的抗雌激素作用更强的一种抗雌激素药）。

通过化疗（抗癌药物治疗）来控制肿瘤

手术后的化疗（抗癌药物治疗）以预防复发为目的。将多种抗癌药物联合，在门诊接受治疗。

化疗（抗癌药物治疗）

化疗（抗癌药物治疗）是指使用化学药物治疗疾病的方法。通常提到化疗，是指使用抗癌药物进行治疗。

化疗作用于癌细胞的DNA，抑制细胞分裂及增殖，从而达到预防癌症复发的目的。而且，当出现复发转移时，为了缓解癌症引起的症状，也会给予化学疗法。经证实，早期给予化疗的话，可以降低乳腺癌的复发率和死亡率。而且，如果可以通过术前药物治疗（参见第40~41页）将肿瘤缩小，可以将无法手术治疗的转化为有手术的可能。

是否进行化疗，根据病理亚型（参见第28~29页）、是否有淋巴结转移（参见第46页）及肿瘤的大小决定。

抗癌药物的种类

乳腺癌的化疗使用的抗癌药物包括烷化剂、抗代谢类药、抗肿瘤抗生素、植物碱类药物4种。

·烷化剂

烷化剂是从过去一直使用至今的抗癌药物。通过与癌细胞DNA结合来阻断其分裂，进而抑制癌细胞的增殖。很多实体瘤的药物治疗以烷化剂为主。

·抗代谢类药

抗代谢类药仅对癌症细胞的增殖所必需的物质（合成DNA的原料的酶）起作用，因此可以抑制癌细胞的增殖。

·抗肿瘤抗生素

抗肿瘤抗生素是由土壤中含有的微生物等物质制作而成的抗癌药

治疗乳腺癌使用的主要抗癌药物

分类		药物名称
烷化剂		● 环磷酰胺
抗代谢类药		● 氟尿嘧啶 ● 尿嘧啶替加氟混合剂 ● 替加氟·吉美嘧啶·奥替特拉西钾混合剂 ● 去氧氟尿苷 ● 卡培他滨 ● 甲氨蝶呤 ● 吉西他滨
抗肿瘤抗生素		● 表柔比星 ● 阿霉素
植物碱类药物	微管抑制剂	● 紫杉醇 ● 多西他赛 ● 长春瑞滨
	铂类化疗药	● 卡铂
	拓扑异构酶抑制药	● 伊立替康

物，会破坏癌细胞的细胞膜、阻断DNA的合成。

· **植物碱类药物**

植物碱是存在于植物中的一种有机化合物。植物碱类药物是从毒性较强的植物中提取出生物碱类制成的抗癌药物。植物碱可以破坏癌细胞分裂的过程。分为微管抑制剂（长春花碱，紫杉类）、铂类化疗药物及拓扑异构酶抑制药。

抗癌药物的多药联合

术前和术后的化疗，通常会将几种抗癌药物联合使用，称为抗癌药物的多药联合方案。一般来说，可以将2~3种抗癌药物联合使用。给予多药联合方案治疗时，几种作用机制不同的抗癌药物会协同作用，从而

乳腺癌治疗的多药联合方案

分类	药物名称	用药方法	疗程
AC 疗法	● 阿霉素（Adriamycin） ● 环磷酰胺	静脉滴注	3 周 ×4 个周期
CMF 疗法	● 环磷酰胺	口服	4 周 ×6 个周期
	● 甲氨蝶呤 ● 氟尿嘧啶	静脉滴注	
CAF 疗法	● 环磷酰胺 ● 阿霉素（Adriamycin） ● 氟尿嘧啶	静脉滴注	3 周 ×6 个周期
EC 疗法	● 表柔比星 ● 环磷酰胺	静脉滴注	3 周 ×4 个周期
FEC 疗法	● 氟尿嘧啶 ● 表柔比星 ● 环磷酰胺	静脉滴注	3 周 ×6 个周期
TC 疗法	● 多烯紫杉醇（多西他赛） ● 环磷酰胺	静脉滴注	3 周 ×4 个周期
TAC 疗法	● 多烯紫杉醇 ● 阿霉素（Adriamycin） ● 环磷酰胺	静脉滴注	3 周 ×6 个周期

提高疗效。

到目前为止，到底哪种治疗方案最合适，只有真正用过后才能知晓。

抗癌药物的联合，取每种药物名称的首字母作为联合后的名称。例如，阿霉素（Adriamycin，A）与环磷酰胺（Cyclophosphamide，C）的联合称为AC疗法。

制订抗癌药物用量的方法

抗癌药物的用量要根据患者的体表面积来决定（体表面积可使用特定的公式来计算）。因此，也有"按体表面积计算后（ ）mg"这样的说法。

抗癌药物的用法

虽然有部分抗癌药物可以口服，但是基本上是在手术前后的治疗中

化疗（抗癌药物治疗）的流程

AC疗法为例

【一次的治疗】

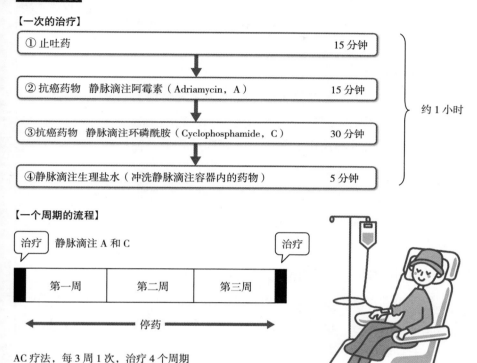

① 止吐药　　　　　　　　　　　　　　　　　　　　　15 分钟

② 抗癌药物　静脉滴注阿霉素（Adriamycin，A）　　15 分钟

③抗癌药物　静脉滴注环磷酰胺（Cyclophosphamide，C）　30 分钟

④静脉滴注生理盐水（冲洗静脉滴注容器内的药物）　　5 分钟

约 1 小时

【一个周期的流程】

治疗　静脉滴注 A 和 C　　　　　　　　　　　治疗

第一周	第二周	第三周

← 停药 →

AC 疗法，每 3 周 1 次，治疗 4 个周期

给予静脉滴注。大多数患者会在门诊接受化疗。手术后的化疗，就医时需要携带病理检查结果。

　　化疗时在静脉滴注一个疗程的抗癌药后，停药约3周。因为抗癌药不仅会损伤癌细胞，也会损伤正常细胞，而正常细胞需要3周左右的时间可以恢复。根据用药的剂量，有时可以降低损伤程度，恢复也会变快。综合以上因素，决定用药间隔。1次治疗（用药及停药）称为一个治疗周期。一般来说，会重复4~6个治疗周期。

通过分子靶向药物进行精准治疗

以曲妥珠单抗为代表的分子靶向治疗药物比化疗药物的不良反应少。通常可以和化疗药物联用。

分子靶向治疗

前面介绍的抗癌药物除了杀灭癌细胞之外，也会攻击正常的细胞，与之相对，分子靶向药物是只攻击对于癌细胞增殖起重要作用的特定分子靶点（蛋白质）的药物。使用分子靶向药物进行治疗的方式称为分子靶向治疗。

分子靶向治疗可以很大程度地减轻抗癌药物带来的严重不良反应（参见第96~97页）。虽然相对来说不良反应较少，但是也会有不良反应发生。

以HER2蛋白为靶点的分子靶向药物

乳腺癌的癌细胞表面有HER2蛋白（参见第28页），它可以接受促进癌细胞增殖的信号。攻击HER2蛋白的分子靶向药物有曲妥珠单抗等。

· 曲妥珠单抗

曲妥珠单抗针对HER2阳性的患者使用。术后为了防止复发使用曲妥珠单抗时，和化疗药物联合使用可以达到更好的疗效。和曲妥珠单抗一起使用的化疗药物有紫杉醇、多西他赛等。

曲妥珠单抗的使用方法：加生理盐水稀释，静脉滴注1小时左右。1周注射1次，或3周1次为一个周期，术后持续一年的时间。

曲妥珠单抗对于乳腺癌复发的患者也十分有效。用于治疗乳腺癌复发时，也和化疗药物一起使用。使用的化疗药物主要有紫杉醇、长春瑞滨等。复发乳腺癌一般每3周注射1次曲妥珠单抗。

· 其他的抗HER2药

拉帕替尼是一种和曲妥珠单抗作用机制不同的抑制癌细胞增殖的药

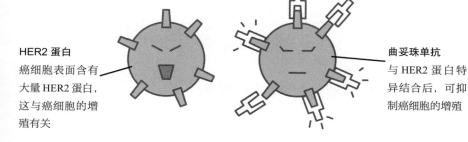

曲妥珠单抗的作用

HER2阳性癌细胞

HER2 蛋白
癌细胞表面含有
大量 HER2 蛋白,
这与癌细胞的增
殖有关

曲妥珠单抗
与 HER2 蛋白特
异结合后, 可抑
制癌细胞的增殖

物。曲妥珠单抗与HER2结合后抑制癌细胞的增殖,而拉帕替尼则是进入癌细胞后,从细胞内阻断来自HER2的信号传导,从而抑制癌细胞的增殖。当曲妥珠单抗对乳腺癌复发治疗无效时,可以考虑使用拉帕替尼。常与卡培他滨联合使用。

帕妥珠单抗与曲妥珠单抗有相同的作用。对复发乳腺癌来说,帕妥珠单抗和曲妥珠单抗及化疗药物同时使用可以起到延长生存时间的效果。

除此之外,将曲妥珠单抗和Emtansine组合,含有两种药物的药剂曲妥珠单抗Emtansine已应用于临床。

作用于不同靶点的分子靶向药物

除此之外,还有与上述药物作用靶点不同的分子靶向药物。

依维莫司是阻断与肿瘤增殖相关的mTOR蛋白运转,抑制癌细胞的增殖和血管生成的药物。可以与依西美坦一起使用。但是也会对正常的细胞产生影响,不良反应较多。

Avastin可以抑制癌症转移浸润所必须的血管生成,因此也被称为血管生成抑制剂。适用于乳腺癌复发。也会作用于正常细胞,因此不良反应较多。可以与紫杉醇一起使用。

不手术也能治疗乳腺癌的新型治疗方法也在研究中

近年来，关于以减轻患者负担为目标的治疗方法也在不断进步，期待将来会成为被认可的治疗方式进入到临床。

以降低身体负担为目标的微创治疗

近年来，随着影像学诊断技术的不断进步，体积微小的癌症病灶也可以被发现。乳腺癌手术需要切除的部分比以前小了很多。但是手术的伤口及术后的并发症也会给患者造成各种各样的负担。因此，医生们正在研究手术以外能根治乳腺癌的其他治疗方法（非手术疗法）。因为这样的高端医疗正处于研究阶段，所以只有极少数医院能够进行，而且对接受治疗的患者也有一定的限制。

对高端治疗感兴趣的患者，建议选择可以进行临床试验的医院，和医生认真讨论后，选择自己能够接受的治疗方法。

非手术治疗的种类

非手术治疗正在开发射频消融治疗（RFA治疗）、重离子•质子治疗、冷冻治疗等疗法。

• 射频消融治疗（RFA治疗）

这是一种在乳房超声图像的监测下，将穿刺针刺入乳腺癌内，利用射频波（电磁波的一种）数分钟产生的热量消灭癌细胞的治疗方法。射频消融治疗在肝癌的治疗中已经成为"标准疗法"。但是，对于乳腺癌来说，日本乳腺癌学会发现RAF治疗后复发的病例不断增多，所以呼吁大家要注意射频消融治疗不要用于非临床试验为目的治疗。这是因为射频消融的热度无法充分传递到癌细胞，会导致肿瘤残留。一定要选择在临床试验中严格遵守RAF治疗的符合条件才进行该治疗的医院，同时报道过治疗成功的病例。今后临床试验会引起大家的关注。

•重离子•质子治疗

给予放疗时，向乳腺癌照射X线，有时无法完全到达位于身体深处的病灶，还有损伤乳房邻近的肺和心脏的风险。因此，通过X线照射无法根治乳腺癌。而同样属于放射治疗的重离子和质子治疗，具有比X线更强的杀死癌细胞的能量，对深处的肿瘤病灶也十分有效，而且需要的照射次数较少，可以缩短疗程。另外，重离子和质子治疗可以精准消灭癌症病灶，对其他脏器（如肺及心脏等）的影响较小。但是重离子和质子治疗需要大型设备，因此日本只有极少数医院能够进行该项治疗。这种治疗方法还处于临床试验的阶段。

•冷冻治疗

这是一种将直径3mm左右的针刺入癌细胞，注入冷却气体，使癌细胞坏死的治疗方法。冷冻治疗会在超声引导下根据影像学确认冷冻范围后再进行。这种治疗不会产生疼痛感，伤口也只有穿刺的针孔大小。最大的优点是给患者造成的负担较小，而且能够在门诊进行治疗，患者可以边上班边接受治疗。冷冻治疗正处于临床试验阶段，以此验证其更好的疗效和安全性。

高端医疗

高端医疗是指使用根据日本厚生劳动大臣指定的顶尖医疗技术进行的治疗。曾称为高端先进医疗。医疗机构进行高端医疗时必须持有日本厚生劳动省颁发的高端医疗的医疗技术认定书和实施机构认定书。

对于患者来说，不是想要接受高端医疗就能接受的。在没有其他的治疗方法时，经医生确认给予高端治疗的必要性和合理性后，患者还要符合其适应证等条件才会进行。

高端医疗所需要的费用，除了技术费用以外的问诊及体格检查、实验室及影像学检查等费用、药费、住院费用等医疗保险可以覆盖，高端医疗高额的技术费用需要个人负担。

想要接受新式治疗时，必须先确认这种治疗方法是否已被认定为高端医疗。

选择乳腺癌治疗医院的要点

诊断治疗技术高超、设备完善对乳腺癌的治疗当然非常重要，但是也要确认医生和护士是否值得信赖。

选择医院时要考虑医院的诊疗理念

乳腺癌的治疗会将检查、手术治疗、放疗、药物治疗等结合起来进行。治疗时间较长，包括随访观察期在内，患者需要经常去医院。因此，选择一家值得信赖的医院，对于患者能够接受的治疗来说是非常重要的因素。

针对不同亚型的乳腺癌，治疗方法不同，而且不同医院给予的治疗方式也不同。选择医院时，除了要了解这家医院会给予什么样的治疗以外，还需要了解这家医院的诊疗理念，之后再做决定。调查医院实力的方法之一是可以浏览医院的主页，了解医院诊治成功的案例。手术例数和接诊患者的例数也可以作为判断的依据。

最近，在医院接受手术治疗、放疗、药物治疗，其后的随访观察在当地的乳腺诊所进行，这种地区医疗协作模式在不断增加。有的医院会在主页和宣传册上刊登合作的地区医疗机构，可以确认一下。

除此之外，从家里或公司到医院就诊是否方便也是一个需要考虑的因素。

不能忽视患者和医生两者性格是否相似

患者和医生都是社会中人，都需要维持人际关系。即便是技术再高超的医生，如果无法和患者建立相互信赖的关系，也会降低治疗的完美程度。但是，这一点只能在实际接受诊疗过程中由患者自己来判断。

能否将治疗方法解释的简单易懂？是否能够明确地回答患者问题？等等，可以通过各种对话交流，患者确认是否是适合自己的医生。

还有，最初和医生接触时可能没有这种感觉，但是在随后的几次就诊接触后，会出现无论怎样都觉得这个医生无法信任的情况。这时就需要患者有勇气下决心把自己想要更换主治医生的想法说出来。

有癌症治疗团队的医院

与乳腺癌治疗相关的医生有乳腺外科医生、肿瘤内科医生、放射科医生、整形外科医生、心理内科医生等，乳腺癌的治疗与上面几个专业领域相关。另外，也需要护士、药剂师、营养师、放射科技师、医疗社会工作者、理疗师等共同协助患者进行乳腺癌治疗。

多个不同专业的医疗工作者组成团队治疗乳腺癌的方式称为团队医疗。在有肿瘤治疗团队的医院，治疗团队对于患者的身体状态和期望等充分理解之后相互合作，患者能够享受到非常细致的服务。

选择医生的要点

☐ 是否能认真听你讲话

☐ 是否能用简单、易懂的语言很好地解释医学问题

☐ 是否能倾听你想选择的治疗方法

☐ 是否能共情你在意的地方和感到痛苦的事情

☐ 是否能听你讲述自己的生活方式和对将来的设想等

☐ 能很快为患者介绍专科医生

☐ 与护士等其他工作人员关系和谐

与护士是否合拍也是很重要的检查点

很多患者对治疗会产生担忧、烦恼及疑问等，"即便没办法和医生讲，也能和护士说说"。日本护理协会有认证"乳腺癌护理专科护士"的资格。这是给予拥有乳腺癌治疗相关的高技术水平和知识的护士颁发的资格。如果医院中有持有这个资格证书的护士，就可以放心地接受治疗。

如果不知道该选哪家医院的话

为了能够让全国各地的患者都能享受高质量的医疗资源，国家指定了一些癌症诊疗合作定点医院（参见第35页）。如果不知道选择什么医院的话，可以试着查询一下。

治疗方法从"同意"到"选择"的转变

选择医生主导的治疗方法已经是过去的事情了。现在会越来越重视患者的知情同意。

患者知情同意后，以患者选择治疗方法为主

患者知情同意的意思是"患者接受解释说明后，在理解的基础上同意"。过去，由医生单方面宣布治疗方法，患者将所有的事情都交给医生，这是比较普遍的医疗现状。但是，现在出现了"患者知情同意"这个概念，患者成为治疗的主导者。患者知情同意，换种说法就是，医生将检查、治疗方法、使用药物的相关情况向患者详细的说明，患者充分理解后，在接受、同意的基础上接受治疗。

患者知情同意的正面影响

患者如果没有很好地理解治疗内容和用药的必要性就开始治疗的话，可能会因为感受不到治疗效果，且无法忍受不良反应带来的不安和负担，而会随意中断治疗。但是，患者知情同意后，会更好地理解、且更积极地配合治疗。而且，患者通过医生、护士、药剂师认真地了解治疗方案、治疗目的、治疗效果和不良反应等相关内容后，就不会产生不安、困惑，治疗中也能沟通顺畅。

从"同意"到"选择"

由于患者知情同意的不断普及，医生一定会告知患者身患乳腺癌。诊断癌症后，患者虽然很痛苦，但是必须认真听医生介绍的治疗方案等重要内容。很多患者会在离开医院后说："医生告诉我得癌症后，我的大脑一片空白，几乎不记得医生所说的关于治疗的内容。"

医生和护士非常理解患者的这种状态，所以会非常用心、简单易懂地说明情况。即便如此患者也无法平复心情的话，不一定当天就决定治疗方案，可以和医生沟通一下认真考虑后再决定治疗方案。

近年来，进一步发展到，不仅仅单纯听医生讲解后就接受医生建议的治疗，而是患者本人来决定自己要接受的治疗，即"知情选择"逐渐成为主流。

无论哪种情况，患者在意的都是，对于医生的讲解如果有听不懂的地方，需要医生反复说明直到患者听懂为止。对此，医生有反复解释直到

患者理解的义务。就像这样，请患者在知情同意的基础上，选择自己想要的治疗方法。

患者知情同意中需要确认的事情
□ 确认自己详细的病情
□ 确认能否手术（能实施哪种类型的手术，是否能保留乳房等）
□ 确认癌症的阶段、组织分型、亚型分类
□ 确认此治疗方法的目的
□ 确认有没有不良反应
□ 确认对日常生活有什么限制
□ 确认不接受这项治疗的话有什么后果
□ 确认是否有其他能够选择的治疗方法
□ 确认治疗费用是多少

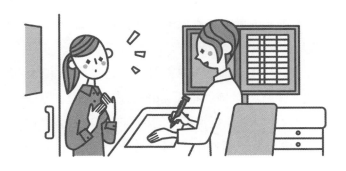

可能需要其他医生的诊治意见

对患者来说，听完医生的讲解后，还想要听取这个专业领域其他医生的意见是正常不过的事情了。为了能够接受自己完全认同的治疗，患者也可以听取其他医生的诊治意见（参见第70页）。

有效地利用其他医生的诊治意见

癌症的治疗方法就是不论医生怎么谨慎地说明，也没办法简单地下决定。这时就需要听取这个领域其他医生的建议，然后做出决定。

其他医生的诊治意见

主治医生的诊治意见是第一诊治意见，除主治医生以外的其他医生的诊治意见就是第二诊治意见（second opinion）。

如果患者能够认同主治医生给出的治疗建议，也不一定必须听取其他医生的诊治意见。而当患者对乳腺癌的检查结果及诊断有疑问不认同，或对主治医生提出的手术治疗、放射治疗、药物治疗等选择存在不安和疑问时，不建议在这样的状态下接受治疗。试着听取一下其他专业医生的建议也是一种不错的选择。这种情况需要和主治医生申请"想要听取其他医生的诊治意见"。

日本人有可能会因为觉得对不起主治医生而犹豫是否接受其他医生的诊治意见。但是，根据癌症的进展状况，还是要尽早接受治疗比较好。建议患者如果犹豫不决的话要下定决心去咨询。

希望大家不要产生误解，其他医生的诊治意见是为了帮助患者能够选择最佳的治疗方法而准备的，而不是为了让患者转院或者更换主治医生的方法。虽然也有瞒着主治医生寻求其他医生诊治意见的患者，但是不推荐这样做。真诚的沟通可以加强医生和患者之间的信赖关系。而且，主治医生也会帮忙介绍提供其他医生诊治意见的医院。

寻求其他医生诊治意见与反复求医不同

有一种行为容易与寻求其他医生诊治意见混淆，即反复求医，是指遇到满意且与自己契合的医生前频繁地更换就诊医院。

大多数情况下，主治医生提出的治疗方法，即便并不被患者认可，但那也是能带来最好疗效的治疗方法了。如果其他医生也提出了相同的

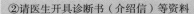

寻求其他医生诊治意见的流程

①告知主治医生想要寻求其他医生诊治意见的想法

②请医生开具诊断书（介绍信）等资料
- 关于诊断：接受了怎样的检查
- 关于治疗：基于怎样的检查结果，显示应该选择怎样的治疗方法，等等
- 不同的医院提供其他医生诊治意见需要的资料不同

③寻找提供其他医生诊治意见的医院
- 通过网络、患者组织等寻找，请主治医生帮忙介绍，询问周围的人

④听取其他医生诊治意见
- 事先考虑好寻求其他医生诊治意见的理由
- 为了能在有限的时间内得到尽可能多的信息，需要提前准备好问题

⑤回到原来的主治医生处复诊
- 与主治医生一起讨论其他医生诊治意见后，告知主治医生自己的想法
- 患者认同之后，开始治疗
- 如果想要更换医院和主治医生的话，将自己的想法告知医生

治疗方案，患者就可以接受，避免没有任何意义的反复求医。

根据其他医生诊治意见的结果做决定

其他医生诊治意见的结果出来后，基本上都需要返回主治医生那里复诊。即便其他医生给出了和主治医生同样的诊断及治疗方案，也还是可以从其他角度进行讨论，所以其他医生的诊治意见不是无用功。如果只能在其他的医院接受自己认可的治疗，也可以选择转院。

至少要确认早期治疗的费用

癌症治疗确实会带来经济上的问题。建议事先了解一下治疗费用。提前了解公共援助制度会更安心。

意想不到的高昂的癌症治疗费用

决定了乳腺癌的治疗方案后，如果能提前知道住院、手术治疗、放射治疗、药物治疗等一系列治疗的费用，患者也会比较放心。

早期治疗需要的费用，会根据治疗的内容及联合治疗的方式不同而有所不同，建议和接受治疗的医院提前确认一下。可以让自己安心的专心治疗，有必要提前了解大致的治疗费用。

如果治疗费用较高，可以利用高额疗养费制度（参见第74页）。如果已经参加了医疗保险，要事先确认一下报销的条件。而且，在给予药物治疗的过程中，还可以更换为价格较便宜的普通药品。

·住院及手术治疗所需的费用

手术治疗的费用会根据是否需要进行淋巴结清扫、是否重建乳房等情况而有所不同。

·放疗所需的费用

按照每周照射5天，共治疗5周的疗法，每次需要5 000~8 000日元。初次治疗时需要另外缴纳10 000~16 000日元的管理费。

·内分泌治疗所需的费用

绝经前和绝经后使用的内分泌治疗药物不同。治疗费用会根据所选择的药物及治疗时间发生变化。内分泌治疗时间比较长，一般会持续2~10年。

抗雌激素药需要自己负担30%，每个月需要2 500~4 000日元，持续5年的时间。

LH-RH受体激动剂自己负担30%，每4周1次，约花费15 000日元，需要持续2~3年。

抗雌激素药和部分芳香化酶抑制剂有普通药品。

·化疗（抗癌药物治疗）所需的费用

化疗（抗癌药物治疗）会将几种抗癌药联合起来进行治疗。除了抗癌药物本身的费用以外，还需要支付为了预防不良反应所使用的药物和门诊化疗手续费等费用。

·分子靶向治疗所需的费用

分子靶向药物首次用量较多，从第二次开始就会减量。有的医院还需要住院治疗，因此还需要另外支付住院费。

·其他的费用

乳腺癌治疗需要长期进行，除了治疗费用以外也会产生其他一些费用，给家庭造成经济负担。很多患者因患乳腺癌焦虑的同时，还会担心医疗费用。医药费以外的费用包括去医院的交通费用，购买假发和更换内衣的费用。另外，需要听取其他医生的诊治意见时，需要另外缴纳费用。

·应该提前知道的公共援助制度

当因为医药费用过高无法继续进行治疗或导致生活困难时，可以利用帮助患者的公共援助制度，包括：减轻医药费负担的高额疗养费制度，通过减税和发放定额津贴来保障生活的医疗费扣除制度和伤病津贴。如果致残的话，也有相应的制度，即伤残年金。关于这些制度的详细内容，可以到医院的窗口或地方政府的窗口咨询。

减轻高额医药费负担的高额疗养费制度

高额疗养费制度是公共医疗保险制度的一种。一个月内（每个月的第一天到月末最后一天）在医院或药店支付的费用超过了一定的额度后，超过的额度可以进行二次报销。只要是参加了医疗保险的人，都可以享受这个制度。

在加入的医疗保险的窗口预先申请"限定额度适用认定证明"后，将认定证明提交给医院和药店的话，从最开始就只需要支付自己所负担的额度。即便不是高额疗养费制度的报销对象，也可以将多次就诊费用或同年龄段的家人就诊自付额一起以月为单位累计计算（家庭合计）。家庭支付的金额超过一定额度也可以再报销。

手术及住院费用的标准

手术（乳房部分切除术·前哨淋巴结活检·无腋窝淋巴结清扫） 住院时间（1 周）	约 23 万日元（自己负担 30%）
手术（乳房切除术·腋窝淋巴结清扫） 住院时间（2 周）	约 30 万日元（自己负担 30%）

治疗费用

放疗的费用（自己负担30%）

【接受保乳治疗，出院后需要进行放疗的情况】

> 治疗费用（第一次照射）：约 18 000 日元（自己负担 30%）
> 第二次以后约 5 000 日元
> 照射 25 次，总计约 140 000 日元

内分泌治疗的治疗费用（自己负担30%）

【绝经前，不住院的情况】

> 激素：LH-RH 受体激动剂（戈舍瑞林）
> 治疗费用（每 4 周 1 次，持续 2 年）：约 210 000 日元（自己负担 30%）

化疗（抗癌药物治疗）的治疗费用（自己负担30%）

【身高 160cm，体重 55kg，不住院的情况】

> AC 疗法：阿霉素 + 环磷酰胺
> 治疗费用（4 个周期）：约 34 000 日元（自己负担 30%）
> -
> EC 疗法：表柔比星 + 环磷酰胺
> 治疗费用（4 个周期）：约 40 000 日元（自己负担 30%）
> -
> FEC 疗法：氟尿嘧啶 + 表柔比星 + 环磷酰胺
> 治疗费用（4 个周期）：约 50 000 日元（自己负担 30%）
> -
> 抗癌药物：紫杉醇
> 治疗费用（一次）：约 7 000 日元（自己负担 30%）
> -
> 抗癌药物：多西他赛
> 治疗费用（一次）：约 12 000 日元（自己负担 30%）

※2017 年 6 月，日本圣玛丽安娜医科大学医院的费用案例。根据医院和用药类型，治疗费用会发生变化

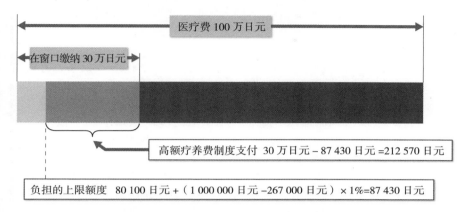

高额疗养费的实例（1个月）

【100 万日元的医疗费，只需要在窗口缴纳 30 万日元（自己负担 30%）】

医疗费 100 万日元

在窗口缴纳 30 万日元

高额疗养费制度支付 30 万日元 – 87 430 日元 =212 570 日元

负担的上限额度　80 100 日元 +（1 000 000 日元 –267 000 日元）× 1%=87 430 日元

➡ 高额疗养费制度支付 212 570 日元，自己实际负担金额为 87 430 日元。

【70 岁以上的患者】

收入区间		门诊（每人）	1 个月的负担上限额度
在职人员（月收入 28 万日元以上的自己缴纳 30% 的人员）		44 400 日元	80 100 日元 +（医疗费 – 267 000 日元）×1%
普通人群		12 000 日元	44 400 日元
低收入人群（不缴纳住民税的人群）	Ⅰ（仅领退休金的话，退休金 80 万日元以下，总收入金额为 0 的人群）	8 000 日元	15 000 日元
	Ⅱ（Ⅰ以外的人群）		24 600 日元

注：即便在同一医疗机构自己负担额度（包含非医院处方费用）没有超过上限，也可以在 1 个月内将在其他医院的自付额度合并计算。这个合并后的金额如果超过自己负担的上限额度的话，也可以利用高额疗养费制度。

对于年轻乳腺癌患者精神关怀变得更重要

● 年轻乳腺癌占全部乳腺癌的 2%~3%

在日本，乳腺癌常见于 35 岁以后的女性，但是也有极少数 35 岁之前患乳腺癌。

一般来说，将 34 岁以下发病的乳腺癌称为年轻乳腺癌，占全部乳腺癌的 2%~3%（日本乳腺癌学会乳腺癌统计数据 2004~2009 年）。但是，年轻乳腺癌的发病年龄没有明确的定义，近年来因为晚婚化和高龄生产的增加，也有 35~40 岁患年轻乳腺癌的病例。

日本政府会为 40 岁以上的女性进行乳腺癌筛查，因此大多数年轻乳腺癌患者是自己发现了乳房的硬结及乳头异常分泌物后，才去医院就医。因此，发现时已经发展为浸润癌，很多情况下也已经向淋巴结转移了。

● 年轻乳腺癌属于遗传性乳腺癌的可能性较高

年轻乳腺癌的特征是，很多患者有家族乳腺癌病史，遗传性乳腺癌的可能性较高。而且，与非年轻乳腺癌相比，HER2 阳性乳腺癌较多，三阴乳腺癌的比例也稍高一些。

年轻乳腺癌与普通乳腺癌的治疗方法相同。只是 20~40 岁处于恋爱、结婚等人生活动较多的阶段，乳房的手术会使患者受到极大的精神刺激。而且，还要在治疗的同时面对怀孕、生产、育儿、工作等一系列问题。

癌症治疗中，有很多将患有相同疾病的患者组织起来的患者协会，当然也有年轻乳腺癌患者协会。因为是同龄人，所以有很多共通面对的问题和烦恼，前辈们应对癌症的经验应该会对新患者有帮助。

第3章

术后症状和不良反应

这样做可以减轻

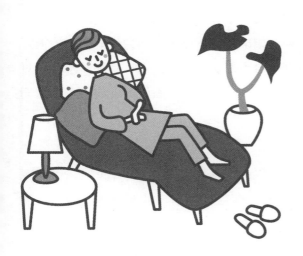

乳腺癌的治疗过程中需要陪伴

与癌症的抗争过程中，需要控制不安的情绪。这时家人、朋友、有患乳腺癌经验的人都能成为患者心灵的坚强支柱。

不要独自面对，可以寻求其他人的帮助

从做完手术出院开始，患者就会因为乳房受到损伤，或者因失去乳房而感到失落，还会害怕癌症的复发及死亡，继续承受术后治疗的负担，以及对治疗不良反应的担心，对工作及友情的影响等，会背负着各种各样的压力。仅靠自己来解决这些问题，是一件非常难的事情。这时需要和家人及亲近的朋友们坦诚地交流沟通，借助他们的力量来解决问题。虽然有的人不想将自己内心的软弱展现出来，但是通过向他人述说，可以让自己心情尽快好起来。

患者在体力恢复之前，可以寻求家人的帮助

虽然根据不同的手术方式每个患者的情况都会有所不同，但是身体都不会立即恢复的。例如，如果实施了腋窝淋巴结清扫，刚出院时，手臂和肩膀很难进行活动。另外，如果患者有孩子，因为生病也不能很好地照顾孩子。这时最好所有家人给予都能帮忙。然而，有很多患者会对家人给予的帮助感到内疚。因此，家人在帮助患者的时候要顾及到他们的内心感受。

寻求心理医生的帮助

如果接受乳腺癌治疗的医院有精神科医生、心理科医生、生活顾问等心理治疗专家，可以请主治医生帮忙介绍，从而获得这些医生的帮助。

精通癌症与心理问题（精神肿瘤学）的精神科医生和心理治疗内科医生、护士、社会工作者等专家，也会帮助癌症患者及其家人解决相关问题。日本癌症诊疗合作定点医院的缓和医疗团队，就配备了这样的专家。

乳腺癌患者的事迹也能帮助你

建议去参加一些将乳腺癌患者组织起来、互相帮助的患者协会。通过听取其他患者的述说，借此明白"不是只有你一个人在烦恼"，从而也会减轻自己的痛苦。反之，你自身的经验也可以激励其他患者。同时，通过协会也能得到一些关于乳腺癌治疗、不良反应、费用等问题的建议。

患者之间互相帮助的协会是患病后生活中不可欠缺的一部分。可以在住院时，从其他患者那里得到患者协会的相关信息，也能通过杂志和网络来查询相关信息。在癌症诊疗合作定点医院里设置的"癌症咨询帮助中心"也会提供关于当地患者协会的信息等。

患者协会的规模小到医院内患者自行组建的团体，大到也有来自全国各地患者联谊的大型协会。要想找到适合自己的患者协会，可以先尝试着去参加例会。不敢自己去参加的话，可以拜托家人或朋友陪你一起去。

寻找患者协会时，需要注意以下事项。在患者协会中，有以普及特定治疗为目的的团体。如果你不认同那样的想法，最好不要去参加这样的协会。

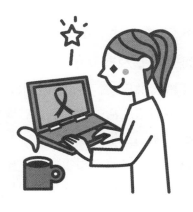

出院后先进行疗养，然后进行康复

出院后，首先要努力恢复自己的体力。然后在日常生活中，逐渐恢复做力所能及的事情，在这个过程中，一定要注意自己身体是否出现异常。

乳腺癌术后疗养非常重要

做完手术出院后，根据手术的方式，患者的体力可能会比想象中更差，而且变得容易疲劳。有的患者为了尽快恢复体力，会勉强自己运动，这样反而延缓了身体的恢复。这时就需要先让身体先得到充分的休息，根据恢复的情况，在日常生活中，逐渐恢复做力所能及的事情。恢复的节奏，根据患者的年龄、体力及手术方法等因人而异。即便疗养后恢复不到以前的状态，也绝对不要着急，保持平和的心态去面对生活。

乳腺癌的疗养绝不是一直躺着

一整天都躺在床上并不利于身体恢复。长时间卧床会导致肌肉和关节的功能下降，也会让心脏功能变差。如果患者上了年纪，还会有长期卧床的风险。不运动不仅会影响身体功能恢复，也会让患者精神上出现问题。

制订好起床、睡觉的时间，三餐认真对待，这样规律的生活会促进体力恢复。建议从自己力所能及的事情如做饭、洗碗等开始。

如果日常生活中有足够体力的话，就可以开始进行一些轻度的康复活动。运动可以稳定自主神经，让心情变好。

如果出现特殊的症状要及时就医

手术中如果切除了腋窝淋巴结，刚结束手术时，可能会出现难以抬高手臂等不良反应，影响日常生活。住院时会有康复相关指导，如果症状很严重的话，一定要咨询自己的主治医生。

等到手术的伤口恢复，开始放疗和药物治疗后，会出现各种各样的治疗相关不良反应。药物的不良反应有的可以慢慢消失，也有的会不断

出院后要优先恢复体力

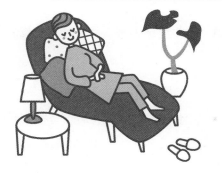

感到疲倦的话，
不要勉强自己，
要尽快去休息

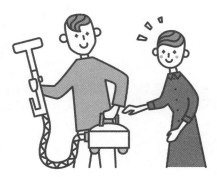

拿吸尘器等比较重的家务，交给家人去做

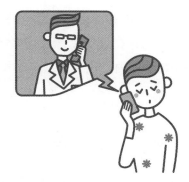

察觉到比较痛苦的不良反应时，不要犹豫，
及时就医

加重影响到日常生活。特别是，如果症状越来越严重，且有持续的趋势时，一定要立刻咨询主治医生。另外，对于无法直视切除乳房留下的伤口的患者。调整自己的心情需要一定时间。但是万一伤口出现特殊的状况，一旦察觉到就晚了。患者为了保护好自己的身体，要慢慢地习惯面前自己的伤口。

乳腺癌术后淋巴水肿及疼痛的预防

淋巴水肿一旦发生就很难治愈，并且会降低患者的生活质量。因此术后一定要立即进行预防。

淋巴水肿

乳腺癌患者手术后，往往因为腋窝淋巴结切除及放射线照射淋巴结等原因，导致手术一侧的胳膊和手出现水肿，即乳腺癌术后淋巴水肿。

淋巴液是流淌在全身淋巴管中的体液。淋巴结清扫及实施放疗后，淋巴液引流不畅，因此手术侧的胳膊和手会出现水肿的症状，这种现象称为淋巴水肿。但并不是只有切除了淋巴结才会出现水肿，还有极少数患者在前哨淋巴结活检后也会出现水肿。一般来说，淋巴水肿容易出现在术后3年内。也有人过了10年才出现。淋巴水肿的特征是，感觉到手腕和指尖比平时粗，胳膊变得容易累，手变得僵硬等，日常生活中要多加注意。

淋巴水肿的预防和早期治疗非常重要

如果对淋巴水肿置之不理的话，是不会自愈的。

淋巴水肿的主要症状

- 感觉胳膊和手非常肿
- 胳膊和手僵硬
- 胳膊和手有违和感
- 皮肤的皱纹变得不明显
- 手指按压皮肤出现的凹陷恢复时间较长
- 胳膊和手部的皮肤变硬

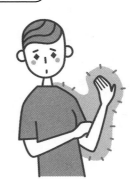

日常生活中淋巴水肿的预防策略

为了预防乳腺癌术后出现淋巴水肿，日常生活中需要注意这些事项。

不要压迫胳膊

靠近手术侧的胳膊不要穿戴比较紧的衣服、手表、戒指等。不要在靠近手术侧的胳膊测量血压

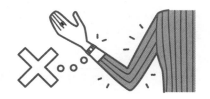

不要长时间保持胳膊下垂的姿势

在胳膊下垂的状态下，淋巴液因为重力的作用非常容易潴留。休息时，将手肘靠在靠垫上，使手肘放在高于心脏的位置

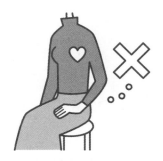

泡澡水不能过热，避免桑拿

身体变热后，体内水分的循环就会加快，容易出现水肿。因此，洗澡时避免水温过高，不要蒸桑拿

不要过度使用胳膊

避免用手术侧的胳膊做家务和运动，不要提重物。购物时使用手推车，不要勉强自己提购物篮

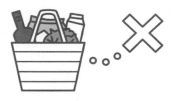

不要伤到胳膊

细菌感染也是诱发淋巴水肿的原因之一。注意不要伤到靠近手术侧的胳膊。伤口和蚊虫叮咬，宠物的抓痕，日晒，针灸，湿巾覆盖引起的湿疹，指甲剪得太短，皮肤干燥等，都容易伤到皮肤，所以要尽量避免以上情况

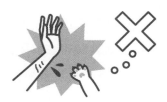

通过控制体重避免水肿

体内脂肪过多的话，会压迫淋巴管，容易使淋巴液流动停滞，最好保持标准体重（参见第 125 页）

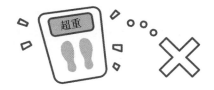

症状比较明显，会导致生活质量下降。因此，日常生活中要尽量避免出现淋巴水肿，可以通过做体操等预防。

淋巴水肿的主要治疗方法是将下列4种治疗方法联合起来。

（1）使用保湿霜护理皮肤，防止皮肤干燥。

（2）按摩阻滞的淋巴，实施徒手淋巴引流。

（3）通过徒手淋巴引流使淋巴液引流通畅后，使用弹力袖套（使用弹力袜的原材料，将上臂到手腕或者袖口全部包裹的衣服）或弹力绷带（对血管有适度压力的绷带）实施压迫疗法。

（4）在压迫手臂的状态下，进行运动疗法。

持续2~4周，定期测量手臂的尺寸。同时也要观察皮肤的健康状况。如果水肿有所改善，就继续做皮肤护理，白天穿着弹力衣及运动治疗。

术后可能会持续疼痛和麻痹

术后，从胸部到腋下，胳膊会持续出现疼痛及麻痹的后遗症。大多数情况下，术后数月症状会减轻。但是，也有个别人过了10年依然没有恢复。这种状况称为乳房切除后疼痛综合征。具体原因至今不明，可能是因为手术及放疗、化疗（抗癌药物治疗）等导致神经受损。

术后很长时间疼痛和麻痹都没有减轻的话，一定要咨询主治医生。现在可以使用止痛药、抗抑郁药、抗痉挛药等来减轻症状。

臂围的测量方法

为了能够及早发现淋巴水肿，需要定期测量臂围。

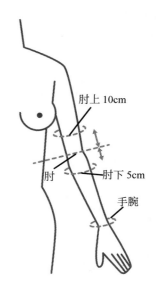

肘上 10cm

肘

肘下 5cm

手腕

测量手腕、肘下 5cm、肘上 10cm 处的臂围

预防淋巴水肿的体操

淋巴液引流不畅淤滞后，胳膊和手就会出现水肿。抬起手臂，充分活动周围的肌肉，可以让淋巴液的流动更为通畅。

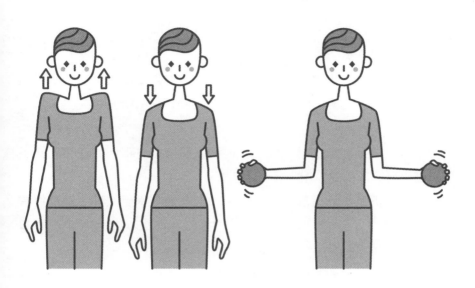

放松双肩，轻轻地上下活动　　　　　两手紧握橡胶球，反复做突然用力、放松的动作

与淋巴水肿同时出现的蜂窝织炎

细菌侵入淋巴水肿的手臂后，会使炎症的范围扩散，这种情况称为蜂窝织炎。主要的症状有手臂出现红色的斑点、皮肤大片发红、灼热，有时也会出现疼痛及 38℃以上的高热。

出现蜂窝织炎的症状后，必须尽早使用抗生素治疗。症状出现时，要暂停徒手淋巴引流和压迫疗法。

术后支撑身体的辅助用具和内衣的选择

选择适合患者的专用内衣和辅助用具，可以让术后以及治疗中的生活更加舒适。

调整乳房形状和平衡的胸垫及内衣的特征

通过手术将乳房切除后，不仅会失去凸出的乳房，也会使左右两侧失去平衡，容易导致肩膀和后背出现疼痛。这时需要使用胸垫及专用的内衣来调整、填补乳房，保持左右平衡，改善外观，保持姿势。

·胸垫

胸垫不仅能从外观上调整乳房的体积，保持左右平衡，还有保护手术伤口避免受到碰撞的作用。

胸垫分为适用于乳房部分切除术后和全部切除术后两种。原材料有硅胶和人造橡胶。女性乳房的重量一般在500~600g。人造橡胶的胸垫重量更轻，会更加接近真实乳房的重量。

最开始可以使用有厚度但是质量较轻的人造橡胶胸垫，但还是要选择与没有做手术一侧乳房同样重量、有稳定感的产品。

·专用内衣

乳腺癌术后的内衣一般会和胸垫组合使用。市面上销售的乳腺癌患者专用内衣很容易放入胸垫。

选择成品的专用内衣时要注意以下3点：①最好选择比较稳定，能够调整长度的宽肩带内衣；②选择手感好，贴身的宽下围内衣，有钢圈的内衣会让乳房感到疼痛，因此最好选择没有钢圈或仅外侧有钢圈的内衣；③内衣内侧有放置胸垫的口袋，可以防止胸垫移位。

·吊带背心

也有装有胸垫的吊带背心，还有蕾丝材质比较时尚的款式。向前探身的时候会隐藏胸部，比较安全。具有能够隐藏身体伤口的优点。

胸垫的类型和特征

人造橡胶型胸垫

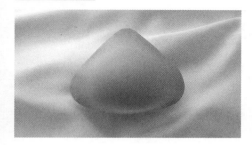

- 比硅胶胸垫更轻
- 适合在家里想要放松时使用
- 价格比较便宜，容易购买
- 因为很轻，所以容易移位

胸垫的重量轻、材质柔软

硅胶胸垫

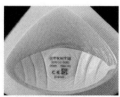

- 比人造橡胶胸垫更重（放入胸衣内侧的口袋后，就不会感觉到那么重了）
- 可以修整乳房整体的形状
- 容易保持身体平衡
- 价格高

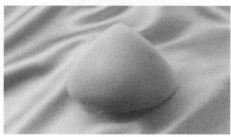

上方为胸垫（薄款）
下方为胸垫（与乳房重量相近款）

凝胶胸垫

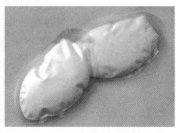 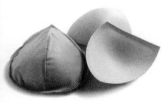

- 比硅胶胸垫更轻，可以多放几个进行调整，也能和人造橡胶胸垫一起使用
- 价格在几百日元

左侧为凝胶胸垫。右侧为人造橡胶胸垫与海绵胸垫套（可以和凝胶胸垫组合使用）

选择适合手术后恢复的胸垫和内衣

根据术后伤口的恢复状态，来选择内衣、胸垫的类型。在商店试穿，确认尺寸和触感后，选择适合自己的内衣和胸垫。

乳腺癌术后的恢复状态分为3个阶段，接下来介绍每个阶段应该怎么选择适合自己的内衣和胸垫。

·术后不久或正在进行放疗时

术后不久伤口还会疼痛，需要穿着方便穿脱并且可以暴露出伤口的前开式专用内衣。而且，在放疗的过程中，皮肤会变得比较敏感，需要穿着材质柔软的内衣。有的医生还会推荐使用单肩带的款式。

·从伤口稳定到感觉不到疼痛的阶段

除了要考虑伤口以外，还需要选择不勒腋下、胸部下围、后背等部位的内衣，而且要选择无钢圈的款式。可以配合使用重量较轻的胸垫。

·伤口完全愈合，恢复以往的生活

伤口完全愈合后，不仅要保护、修整乳房，还要选择适合各种场合的专用内衣。恢复日常生活后，活动量会增加，将不易移位的内衣和可以感觉到适当重量的硅胶胸垫组合使用，可以更放心地活动。

在哪里获得信息和购买呢？可以在医院的商店及乳腺癌专用内衣的商店购买专用内衣和胸垫。另外，大型内衣生产厂家也会售卖乳腺癌专用的内衣。可以通过网络、杂志、宣传册来获得信息。

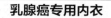

乳腺癌专用内衣

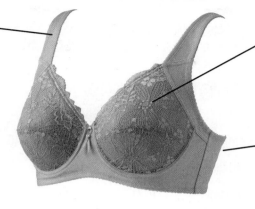

宽肩带不容易给
肩膀造成负担

罩杯的内侧有放置
胸垫的口袋，不易
移位

为了防止刺激伤口，
调整肩带的长度和
调节扣设计在背后
的位置

适合术后状况已经稳定的人使用的胸衣

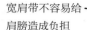

乳腺癌术后专用胸衣

有术后不久就使用，术后稳定后再使用，适合部分切除乳房的人使用等不同分类的内
衣，还可以选择适合患者不同需求的内衣。

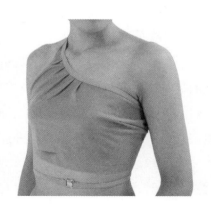
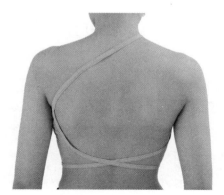

入浴用内衣

入浴用内衣

为想去温泉，但是没办法和其他人一起泡温泉的乳腺癌患者制作的入浴用内衣。照片
中的商品已经被日本旅馆生活卫生同业组合联合会公认，可以在日本全国的温泉、温
泉设施，穿着后进入浴池。

减轻放疗的不良反应

乳腺癌的放疗虽然几乎没有比较严重的不良反应，但是日常生活中也要注意预防和减轻不良反应。

几乎所有的不良反应都是皮肤问题

放疗是用放射线照射癌症病灶，因此大多数不良反应会在照射的部位出现。在乳腺癌的放疗中，几乎所有的不良反应都是皮炎（放射性皮炎）。基本上不会出现脱发、眩晕、呕吐的症状。

治疗中至结束治疗后出现的不良反应

从照射开始短时间出现的不良反应称为急性放射反应。放疗开始后到治疗3~4周，照射放射线的皮肤会出现像晒伤样的发红、刺痛、干燥、瘙痒的症状。因为照射放射线会影响皮脂腺和汗腺的功能。上述症状会在治疗结束后慢慢恢复，最后恢复到原来的样子。

刚刚结束照射后，可能会出现皮肤发黑、乳房稍微变硬。大多数情况下不会影响到生活，可以慢慢恢复。

治疗结束后数月、数年后出现的不良反应

放疗结束后数月、数年内出现的不良反应称为晚期放射反应。可出现皮肤和乳腺组织变硬、毛细血管扩张的症状。另外，如果放射线照射到肺部，极少数可能会引起肺炎。放射治疗引起的肺炎称为放射性肺炎，进行适当的治疗后可以治愈。如果出现咳嗽、低热、呼吸困难等症状，请及时就医。

另外，如果在放射治疗后分娩的话，受照射一侧的乳房几乎不会有母乳。但是，不会影响到健康一侧的乳房，因此可以哺乳。

放疗期间至治疗后，日常生活中的注意事项

应对放疗引起的皮炎时，一定要避免刺激皮肤。另外，刚开始治疗时，患者会感到疲劳。这时患者需要保证充分的休息和充足的睡眠，来调整身体状态。

皮肤护理

- 不要用指甲去抓挠皮肤。瘙痒比较严重时，咨询一下主治医生，遵医嘱使用含类固醇的软膏
- 不要贴创可贴和湿布
- 皮肤发红的话，用乳液来保湿

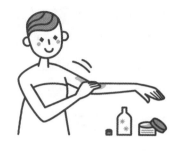

入浴

- 使用温和的肥皂
- 不要用力搓洗皮肤，揉出泡沫后再轻轻地清洁皮肤
- 照射后 1 个月内，不要使用刺激性强的沐浴液

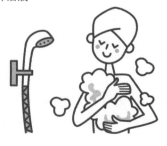

服装

- 选择宽松的内衣
- 选择材质柔软的衣服

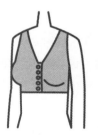

有胸带的内衣可保护伤口，不紧绷

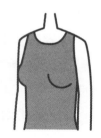

选择亲肤的材质，且宽松的内衣

调整身体状况

- 疲劳感较强时，一定不要勉强自己，要好好休息
- 出现咳嗽、低热、呼吸困难等症状时，及时就医

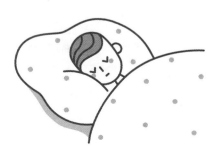

减轻内分泌治疗的不良反应

内分泌治疗具有代表性的不良反应是更年期样症状，如潮热、易怒、多汗等。

出现和更年期综合征相似的症状

内分泌治疗是一种通过抑制雌激素的分泌从而来抑制癌细胞增殖的治疗方法。雌激素在卵巢生成，是维持女性健康必不可少的激素。因此，当抑制了雌激素的分泌时，会出现和更年期综合征相似的症状。

潮热及其应对方法

·主要症状

潮热是因为雌激素的减少和抑制其发挥作用导致的自主神经功能失调，无法正常调节体温引起的症状。潮热的症状是即便温度不怎么高，也会突然感到很热、面色潮红、出汗等症状。这种不良反应一般发生在开始内分泌治疗后的1~2周。虽然每次潮热只会持续几分钟，但是一天会出现多次。

·容易引起不良反应的药物

容易引起潮热的药物有抗雌激素药、LH-RH受体激动剂、芳香化酶抑制剂。

·应对方法

接受乳腺癌激素治疗的患者大多会出现潮热的症状。如果症状慢慢减轻的话，则没什么影响，但是如果因为频繁出现潮热症状而影响到生活，请咨询主治医生。

伴随绝经出现的更年期综合征，可以通过补充雌激素来治疗，但是很有可能会导致乳腺癌复发，因此乳腺癌患者不能使用这种方法治疗。可以通过中药、调节自主神经功能的药物、改善末梢血液循环药物来治疗。也可以使用抗抑郁药帕罗西汀来治疗潮热。但是，帕罗西汀会降低抗雌激素药物如他莫西芬的疗效。这时就需要换用其他药物。

另外，选择体感凉快的衣服、向颈部吹风等对减轻潮热也非常有效。

分类（药物名称）	主要的不良反应
抗雌激素药 • 他莫西芬 • 托瑞米芬 • 氟维司群	• 更年期样症状 （潮热、易怒、多汗、眩晕、头痛、肩膀酸痛等） • 烦躁不安、抑郁、倦怠感 • 阴道异常出血、月经失调、白带增多、阴道干燥 • 极少数情况还会出现血栓、子宫癌
LH-RH 受体激动剂 • 戈舍瑞林 • 亮丙瑞林	• 更年期样症状 （潮热、易怒、多汗、眩晕、头痛、肩膀酸痛等） • 烦躁不安、抑郁、困倦 • 头痛
芳香化酶抑制剂 • 阿那曲唑 • 依西美坦 • 来曲唑	• 更年期样症状 （潮热、易怒、多汗、眩晕、头痛、肩膀酸痛等） • 烦躁不安、抑郁、失眠、倦怠感 • 关节疼痛、关节僵硬、头痛、腰痛 • 骨密度降低
黄体酮 • 醋酸甲羟孕酮片	• 体重增加 • 极少数情况还会出现血栓

精神·神经症状及其应对方法

·主要症状

除了潮热以外，雌激素水平下降还会引起头痛、抑郁、烦躁不安、失眠等精神·神经症状。很多患者由于担心身患乳腺癌，使得这些症状变得更加严重。

·容易引起不良反应的药物

容易引起精神·神经症状的药物有抗雌激素药、LH-RH受体激动剂、芳香化酶抑制剂。

- 应对方法

通过和医生、护士及家人等述说自己的症状及不安的情绪，可以稍微帮助自己冷静下来。另外，做些让自己高兴的事和自己喜欢的事，也有利于缓解症状。

性器官出血·阴道症状及其应对方法

- 主要症状

内分泌治疗引起的内分泌失调会增加性器官的异常出血、阴道分泌物增加、阴道干燥、阴道炎等症状。而且，绝经后患者长时间服用他莫西芬的话，有极小的概率会患子宫内膜癌。

- 容易引起不良反应的药物

容易引起性器官出血·阴道症状的药物有他莫西芬、托瑞米芬等。

- 应对方法

服用他莫西芬时，每年做1次妇科检查。如果发现有不正常出血或混有血液的阴道分泌物，及时去妇科就医。阴道干燥，可以通过涂抹凝胶缓解。

血栓及其应对方法

- 主要症状

在雌激素等影响下，血液非常容易凝结。还有极小的可能诱发脑梗死及下肢静脉血栓（随后流入肺部堵塞血管，引起肺动脉栓塞）。

有血栓既往史的患者，不要使用下列容易引起血栓的药物。

- 容易引起不良反应的药物

容易引起血栓的药物有他莫西芬、醋酸甲羟孕酮片等。

- 应对方法

体内水分不足容易引发血栓，因此一定要注意补充水分。出现胸痛、呼吸困难、下肢水肿及灼热感等症状的话，一定要立刻就医。

骨质疏松及其应对方法

• 主要症状

雌激素与骨骼的新陈代谢有关。内分泌治疗使雌激素分泌减少后，骨密度会降低，容易出现骨质疏松。不同的药物会出现不同的不良反应。

• 容易出现不良反应的药物

芳香化酶抑制剂会使骨密度降低，容易诱发骨质疏松症。另外，服用了芳香化酶抑制剂后，会出现关节疼痛、变硬，骨骼疼痛等症状，原因尚不清楚。

他莫西芬对乳腺癌来说具有抗雌激素的作用，但是不会对骨骼和血管产生影响。

• 应对方法

使用芳香化酶抑制剂时，需要定期检测骨量。也可以同时服用治疗骨质疏松的药物双膦酸盐。维生素D和钙是可以促进骨骼合成的营养元素。可以多吃富含这类营养元素的食物。适度的运动可以增强骨骼的承受能力，锻炼肌肉也能有效预防骨折。

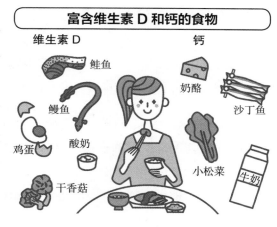

富含维生素 D 和钙的食物

维生素 D 　　　　钙

鲑鱼　奶酪　沙丁鱼　鳗鱼　鸡蛋　酸奶　小松菜　生奶　干香菇

他莫西芬和子宫内膜癌的关系

子宫内膜癌是子宫内膜发生癌变的疾病。长期服用他莫西芬，绝经后会增加患子宫内膜癌的危险。

具体来说，原本每 800 人中约有 1 人会有患子宫内膜癌的可能性，服用他莫西芬会增加 2~3 人。因此，普遍认为比起可能会增加患子宫内膜癌的风险，他莫西芬预防乳腺癌复发的获益更大。

减轻化疗（抗癌药物治疗）的不良反应

仅仅只听说抗癌药物的不良反应，很多人就会因此感到强烈的不安。不要只是一味的担心，要正确地了解不良反应，并冷静地应对。

化疗容易对骨髓、胃黏膜及毛发产生影响

化疗（抗癌药物治疗）是抑制癌细胞快速分裂的一种治疗方法。但是，这种疗效不止针对癌细胞，也会攻击细胞分裂较快的正常细胞。例如，会攻击制造血液的造血干细胞、胃肠的黏膜、发根的细胞等。抗癌药的不良反应多会表现在上述部位。

我们现在能够预测，使用化疗后，什么时候会出现怎样的不良反应。另外，在乳腺癌的治疗过程中，会将几种不同的化疗药物联合使用，每种药物不良反应的特点也非常明确。医生会利用这些信息，在不良反应出现之前，采取各种各样的预防措施，从而来减轻不良反应。

不要忍耐，和主治医生商量

化疗药物不良反应的强弱程度，不仅与药物的种类有关，也会受到用药剂量的影响。而且个体差异也比较大。当出现严重不良反应时，不要独自忍耐，请立即咨询医生或护士。可以减少药量或调整用药时间来减轻不良反应。几乎所有的化疗不良反应都是一过性的，但是不良反应出现的时候，会给患者带来精神及身体的痛苦。治疗开始前，可以收集一些有关化疗护理方面的相关信息。

另外，还有一些能够减轻化疗药物不良反应的民间疗法。因为不良反应让患者感觉十分痛苦，所以患者想要通过民间疗法减轻化疗不良反应，这种心情也能够理解。但是，有些民间疗法的有效性和科学性并没有得到科学的验证，使用后可能会给化疗造成不良影响。想要了解民间疗法的患者，必须先和主治医生沟通。不要向医生隐瞒这个问题，以免影响化疗药物的治疗。

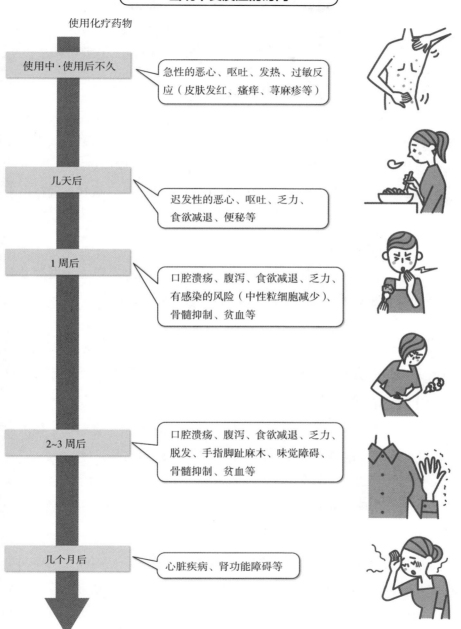

出现不良反应的时间

使用化疗药物

使用中·使用后不久
急性的恶心、呕吐、发热、过敏反应（皮肤发红、瘙痒、荨麻疹等）

几天后
迟发性的恶心、呕吐、乏力、食欲减退、便秘等

1周后
口腔溃疡、腹泻、食欲减退、乏力、有感染的风险（中性粒细胞减少）、骨髓抑制、贫血等

2~3周后
口腔溃疡、腹泻、食欲减退、乏力、脱发、手指脚趾麻木、味觉障碍、骨髓抑制、贫血等

几个月后
心脏疾病、肾功能障碍等

化疗引起恶心、呕吐的应对方法

应对恶心、呕吐的最佳方法就是提前预防。使用高致吐风险的抗癌药物时，要预先使用止吐药，治疗期间注意饮食。

预防恶心、呕吐最重要的方法

恶心、呕吐是让人感觉非常不舒服且痛苦的经历，也会降低患者对治疗的积极性。如何应对恶心、呕吐非常重要。最重要的是，从治疗一开始就尽量避免这样的症状出现。也就是说，要事先服用止吐药。

过去，基本上是让患者忍受抗癌药物引起的恶心、呕吐。现在由于止吐药的种类在不断增加，服用止吐药是预防恶心、呕吐最佳的方法。

容易引起恶心、呕吐的抗癌药物

不同类型的抗癌药物，是否会引起恶心、呕吐及其严重程度等会有所不同。如果能事先了解抗癌药物治疗的风险，即便治疗后出现了症状，也能冷静地应对。

阿霉素、表柔比星和环磷酰胺等抗癌药，容易出现恶心、呕吐的不良反应。使用这些抗癌药时，需要事先服用止吐药等来预防恶心、呕吐。

止吐药的种类

在乳腺癌治疗中用于止吐的药物有肾上腺皮质激素类药物（如地塞米松）、5-HT$_3$受体拮抗药、NK$_1$受体拮抗剂（阿瑞吡坦）3种。

根据患者的症状，还可以和其他药物一起联合使用。肾上腺皮质激素类药物除了能够止吐以外，还会增强食欲、增加体重，需要多加注意。

恶心、呕吐的3种类型

使用抗癌药物治疗后24小时内出现的呕吐称为急性呕吐，治疗24小时至1周左右出现的呕吐称为迟发性呕吐。另外，还有在抗癌药物治疗前因为担心使用抗癌药物的不良反应而出现恶心、呕吐的情况，称为预期性呕吐。

容易引起恶心、呕吐的抗癌药物

● 阿霉素	● 卡铂
● 表柔比星	● 卡培他滨片
● 环磷酰胺	● 曲妥珠单抗—美坦新偶联物

恶心、呕吐的自我管理

饮食上要注意

- 脂肪含量较高的食物容易停留在胃内，治疗前要避免食用
- 不要一次吃太多，每天可进食 4~6 次
- 吃东西时要细嚼慢咽
- 避开味道浓郁的食物
- 平时多喝水

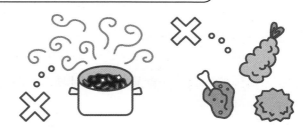

细嚼慢咽

- **应对急性呕吐**

使用5-HT$_3$受体拮抗药、肾上腺皮质激素类药物（地塞米松）和NK$_1$受体拮抗剂（阿瑞吡坦）等止吐药。

- **应对迟发性呕吐**

使用肾上腺皮质激素类药物（地塞米松）和NK$_1$受体拮抗剂（阿瑞吡坦）。

- **应对预期性呕吐**

由于不安等精神因素引起的恶心和呕吐，不能使用上面介绍的止吐药。需要使用镇定剂等能够对精神产生作用的药物。

化疗引起脱发的应对方法

即使知道化疗引起的脱发会在治疗结束后重新长出来，患者也会感到十分痛苦。请不要因为脱发而慌乱，做好专心治疗的准备。

使用化疗药物后脱发的原因

首先来了解一下毛发生长的机制。毛发的生长依靠发根的毛母细胞（形成毛发的细胞）分裂。毛发会重复生长期、衰退期、休止期的循环。

毛母细胞是全身的细胞中分裂较快的细胞。化疗（抗癌药物治疗）的攻击目标是分裂较快的癌细胞，同时也会损伤毛母细胞，进而会导致脱发。

化疗不仅会出现头发脱落，眉毛、睫毛、阴毛等全身的毛发都会因此脱落。一般化疗开始后的2~3周开始脱发。但是开始脱发的时间会因人而异。

化疗结束后2~3个月毛发开始重新生长

化疗不会直接影响毛母细胞中作为掌管毛发生长的毛乳头。因此，化疗结束后2~3个月，毛发就会开始重新生长。虽然毛发开始生长的时间存在个体差异，但是一般半年到一年，都能恢复到原来的状态。

化疗后重新生长的毛发发质与原来会有所差别，可能会变细、颜色变浅或变卷。这是因为毛母细胞还没有完全恢复正常，半年到一年一般会恢复到原来的样子。但是绝经后的女性，刘海和头顶很难长出毛发。

在化疗之前就要开始准备

遗憾的是，现在还没有预防脱发的方法。这时，可以在脱发期间进行遮盖或者抱着适当装扮自己的态度来提前做一些准备。这样可以积极向上地面对治疗期间的生活。

化疗引起脱发的表现形式

2~3 周 | 6 个月~1 年

● 决定治疗　● 化疗开始　● 脱发　● 化疗结束　● 自身的毛发再次开始生长

脱发
开始脱发，发量大幅减少

化疗结束
化疗结束后，不久就开始生发。会长出和以前不同发质的毛发，持续零星遍布的状态

自身的毛发再次开始生长
化疗结束后的 6 个月至 1 年左右，毛发会恢复到以前的状态

·准备帽子、头巾

毛发脱落后，会露出头皮。帽子和头巾不仅能很好地遮盖头皮，也可以对头部起到保护作用。治疗开始前，可以提前准备好自己喜欢的帽子和头巾。

选择不刺激头皮的帽子和头巾。准备适合室内、室外等不同场景使用的款式会比较方便。例如，刮风时选择帽底深

容易引起脱发的化疗药物

- 阿霉素
- 表柔比星
- 紫杉醇
- 白蛋白结合型紫杉醇
- 多西他赛
- 艾日布林

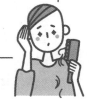

※ 根据抗癌药的种类、用量、不同种类的组合等情况，脱发的程度不同

的帽子。能够将后颈全部遮住的帽子，可以让脱发看着不是那么明显。推荐使用附带头发的帽子，这样看起来会更自然。

·事先将头发剪短

开始脱发后，看到自己的长发全部脱落时，还是会受到较大的精神刺激。事先将头发剪断，脱发就不会那么明显，这是一种从心理上来看比较有效的对策，处理起脱落的毛发也会比较轻松。

·将指甲剪短

为了不伤到头皮，需要将指甲剪短，保持清洁。特别是洗澡时，头

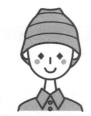

睡觉时使用的帽子
不刺激皮肤，睡着以后不
易脱落

外出时使用的帽子
帽檐很宽、帽底很深的帽子
不会被强风吹掉，还能防止
紫外线照射

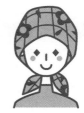

头巾
能够包裹好后头部的比较
合适

皮会比较敏感，要细心清洁。

· **选择假发**

在脱发期间，还可以佩戴假发。现在市面上有各种各样适合癌症患者需要的产品。

如何选择适合自己的假发

根据制作方法、可以选择不同发质类型的假发。有几万日元就可以买到的假发，也有医用定做需要几十万日元甚至更贵的款式。根据自己的喜好和预算，来选择适合自己的假发。可以购买2~3款假发轮换佩戴，让自己心情更好。

假发的大致特点如下，购买时可以参考。

· **医用假发**

医用假发是接受化疗的患者使用的假发。2015年日本经济产业省制定了衡量医用假发的性能、品质、安全性标准的JIS标准。

对于想要放心使用产品的患者来说，这个标准可以作为选择的基本参照。可以定制适合自己的假发，也可以从现有的产品中选择。

· **全定制产品**

适合患者的全定制产品，从下单到制作完成整个过程需要花费约1个

假发

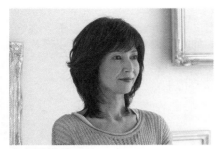

半定制的假发
可以根据患者的需求，调整发型和尺寸

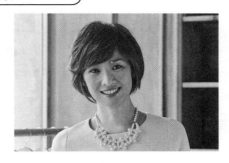

※ 不同的厂家规格不同

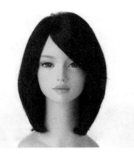

成品假发
可以选择喜欢的长度、设计

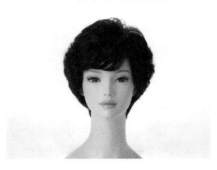

月的时间。治疗开始后，一旦确认自己开始脱发时，就可以准备定制假发了。全定制产品价格较高，一般需要30万~80万日元。也有从几个固定的基本类型中选择的半定制品。价格比全定制的便宜一些。

·成品假发

成品假发的优点是可以用合适的价钱立刻买到可以使用的假发。但是不能调整尺寸，因此要试戴好之后再购买。

眉毛、睫毛脱落的应对方法

眉毛和睫毛脱落后，不仅影响美观，汗水和脏东西也会变得容易进入眼睛。佩戴眼镜可以有效解决这个问题。在保护眼睛的同时，毛发脱落也变得不那么明显。眉毛脱落可以通过化妆来解决。

化疗所致其他不良反应的应对方法

化疗除了引起恶心、呕吐、脱发等不良反应以外，还会出现各种各样的症状。如果正确地了解，就可以轻松地应对这些症状。

感染（感冒、发热等）、贫血

·原因及主要症状

化疗会损伤骨髓细胞，因此白细胞、红细胞、血小板的数量会减少。白细胞一般会在化疗后7~10天减少，2~3周就会恢复。在这期间，免疫力会下降，患者因此容易患感冒、发热等感染性疾病。红细胞减少会导致贫血。贫血后会出现眩晕、疲倦、易疲劳等症状。血小板减少会导致出血。

·应对方法

多漱口、勤洗手可以预防感染，尽量避开人群。持续发热在38℃以上的话，请及时就医。发热导致中性粒细胞减少时，可以使用升高中性粒细胞的药物。

重度贫血的话，必须输血治疗。日常生活中，选择营养均衡的饮食。

口腔黏膜炎

·原因及主要症状

口腔黏膜炎是出现概率较高的不良反应。医生很难对其进行客观评价，因此到目前为止，都容易被忽略。但是，对患者来说却是非常痛苦的，也会降低生活质量。近年来，口腔黏膜炎也被人们越来越重视了。

口腔中的黏膜，和食管、胃、大肠一样都是消化道黏膜。细胞分裂的周期较快，容易受到化疗的影响。一般来说，从开始使用抗癌药物后7~10天会出现口腔黏膜炎，但是在这之前也会出现征兆。

患口腔黏膜炎后，患者会出现疼痛、出血、肿胀等症状。因为食物刺痛，味觉也会发生变化。这些症状会导致食欲不振、营养不良、脱水

容易引起感染、贫血的化疗药物

- 环磷酰胺
- 替加氟·吉美嘧啶·奥替拉西钾混合剂
- 去氧氟尿苷
- 表柔比星
- 长春瑞滨

- 紫杉醇
- 多西他赛
- 伊立替康
- 卡铂

感染、贫血的自我管理

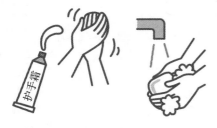
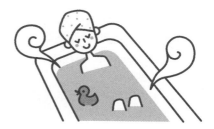

- 用肥皂和流水洗手（特别是上厕所前后，饭前）
- 洗手后，为了防止皮肤干燥，涂抹护手霜
- 尽量每天洗澡，保持身体清洁
- 尽量远离人群（特别是流感比较严重的时候）
- 不要勉强自己，保证充足的休息
- 做园艺需要接触到土时，戴上手套
- 注意避免划伤和蚊虫叮咬

等状况发生。

·应对方法

　　对于预防口腔黏膜炎来说，通过漱口和刷牙来保持口腔清洁非常重要。开始化疗之前，事先去牙科治疗蛀牙和牙周病可以预防口腔黏膜炎。同时，也可以咨询医生，在化疗时如何漱口和刷牙。

　　出现口腔黏膜炎后，立即咨询主治医生和护士。在护理口腔的同时，一定要注意饮食，要选择温和且容易消化的食物。

容易引起口腔黏膜炎的化疗药物

- 氟尿嘧啶
- 替加氟・吉美嘧啶・奥替拉西钾混合剂
- 阿霉素
- 表柔比星
- 紫杉醇
- 多西他赛
- 伊立替康
- 依维莫司

口腔黏膜炎的自我管理

刷牙

- 刷毛柔软、刷头平齐的牙刷可以减少对口腔黏膜的刺激
- 选择不含清凉剂、温和的牙膏
- 每餐后认真刷牙
- 因为恶心无法进食时，不只限于餐后，在不怎么感觉恶心的时候刷牙

漱口

- 漱口时，使用医生开的漱口水和生理盐水
- 口中含水，漱口后，将水吐掉
- 每天多漱口几次

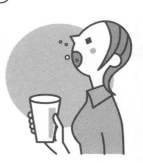

末梢神经功能障碍（手脚发麻、疼痛等）

・原因及主要的症状

因为化疗而引起末梢神经功能障碍时，会出现手脚发麻、火辣辣的疼痛、刺痛、皮肤感觉迟钝等症状。

末梢神经细胞不参与细胞分裂，因此一旦出现症状，需要较长的时间才能恢复。会在化疗结束后几个月至几年一直持续。

・应对方法

没有能够治疗末梢神经功能障碍的治疗方法。可以使用改善神经血液循环的维生素B_{12}、维生素B_6等营养物质。如果病情恶化，可以减少化疗药物的用量或中断治疗。

其他的不良反应

・心悸、胸闷

抗癌药会对心脏造成负面影响，出现心悸、胸闷、水肿等症状，这

末梢神经功能障碍的 自我管理	容易引起末梢神经功能障碍的 化疗药物
·穿袜子和戴手套保暖，减轻手脚麻木 ·不要触碰冰的东西（因为触碰后会被刺激） ·感觉变迟钝的话，要注意避免烫伤和划伤 ·脚麻时，注意不要摔倒	● 长春瑞滨 ● 紫杉醇 ● 多西他赛 ● 艾日布林 ● 顺铂 ● 卡铂等

种现象称为心脏毒性。如果置之不理的话，病情会加重。请直接就医。

特别是阿霉素和表柔比星非常容易引起心脏问题。抗癌药对心脏的不良反应，在治疗结束后，依然会持续数年，因此一定要多加注意。

·腹泻、便秘

腹泻、便秘是由胃肠黏膜受损引起的。另外，止吐药也可以引发便秘。伊立替康、氟尿嘧啶、替加氟·吉美嘧啶·奥替拉西钾混合剂、拉帕替尼等抗癌药容易引起腹泻。如果腹泻非常严重，需要开调节肠道菌群的药物和止泻药治疗。

·皮肤和指甲的异常

生成皮肤、指甲的基质细胞分裂速度较快，容易受到化疗药物的影响。皮肤会出现皮疹、发红、瘙痒、色素沉着、干燥等症状，而指甲则会变色或变形。

不同的化疗药物会导致皮肤出现不同的症状。例如，卡培他滨和氟尿嘧啶容易诱发手足综合征（导致手、脚的皮肤出现不良反应）。化疗药物用量过大的话，更容易产生不良反应。严重者还会出现水疱，知觉变得异常敏感，影响日常生活。

治疗以对症治疗为主。此外，为了预防症状进一步恶化的患者自我管理也十分重要。大多数情况下，停用化疗药物后症状会减轻。

如何减轻分子靶向治疗的不良反应

分子靶向药物的不良反应虽然比化疗药物少，但是有时也会影响心功能，出现心功能不全等比较严重的不良反应。

了解每种药物不良反应的特征

分子靶向药物的特征之一是，比化疗药物的不良反应少。但是每种药物都有特定的不良反应，因此一定要事先了解不良反应的症状和应对方法。另外，分子靶向药物多与化疗一起联用，因此还需要知道合用的化疗药物的不良反应。

曲妥珠单抗的不良反应

·发热、畏寒

曲妥珠单抗常见的不良反应是发热和畏寒，有时也会出现恶心、呕吐等症状，但是概率较小。初次用药24小时内，容易出现发热和畏寒的症状（输液反应）。从第二次用药开始，几乎就不会出现类似的不良反应了。第二次用药仍然会出现发热的症状，如果程度较轻的话，也是正常的。

·对心脏的影响

有2%~4%的患者在极少数的情况下会出现心脏功能下降。出现呼吸困难、易疲劳、手脚水肿等症状。这些严重的不良反应可能会导致心力衰竭，因此一旦出现症状，一定要立即就医。医生也要预先检查心脏功能，不要给心脏功能差的患者使用曲妥珠单抗治疗。为了能够早期发现不良反应，治疗过程中需要定期检查心脏功能。

拉帕替尼的不良反应

·腹泻

腹泻是拉帕替尼最常见的不良反应。如果频繁腹泻的话，就需要使用调节肠道菌群的药物和止泻药。

出现腹泻的症状时，一定要及时补充水分，吃容易消化的食物。

• 皮疹

面部、颈部等还会出现皮疹。平时可以使用保湿润肤液来预防皮肤干燥，另外还要预防紫外线照射。拉帕替尼还会和化疗药药卡培他滨一起使用。卡培他滨有手足综合征（参见第107页）的不良反应，因此要注意手脚的皮肤出现症状。如果出现症状的话，一定要注意保护、护理皮肤。

贝伐珠单抗的不良反应

• 高血压

贝伐珠单抗会引起高血压。如果不重视的话，会损伤肾功能，因此在早期发现非常重要。高血压自己几乎是不能察觉到的，因此需要定期测量血压。治疗开始之前，就要养成测量血压的习惯。如果被诊断为高血压的话，可以遵医嘱使用降压药。

• 鼻出血、牙龈出血

贝伐珠单抗有容易导致出血的不良反应。鼻出血和牙龈出血几乎都能自然止血。如果10~15分钟之后出血还没停止的话，请及时就医。另外，如果从手术伤口出血或便血，要立即咨询主治医生。

依维莫司的不良反应

依维莫司最常见的不良反应是口腔黏膜炎。从开始用药到治疗后2周内会出现口腔黏膜炎。另外，依维莫司还会引起贫血、皮疹、高血糖、感染（咳嗽、发热、肺炎）等不良反应。

输液反应

在静脉滴注分子靶向药物的过程中，如果在滴注完24小时内出现的不良反应称为输液反应。轻者会出现发热、畏寒、头痛、呕吐等症状，重者则会出现呼吸困难、意识不清、心功能不全等症状。

曲妥珠单抗非常容易出现输液反应，特别是第一次用药时，如果感觉身体发生变化、出现异常的话，请直接咨询主治医生。

癌症治疗的临床试验是这样进行的

● 临床试验有 3 个阶段

癌症治疗飞速发展，不断出现新药和新的治疗方法。研究这些新药和治疗方法治疗癌症的疗效及不良反应的试验就是临床试验。

现在使用的"标准治疗"（参见第 34 页）就是通过不断进行临床试验验证疗效后的治疗方法。临床试验大致分为两种：一种是制药公司为了新药上市而进行诊治经验的数据收集；另一种是医生和研究者将已经上市的药物联合起来，寻找最佳联合方案的试验。

临床试验有 3 个阶段（期），每个阶段都会同时确认其安全性和有效性。第一阶段：以少数患者为对象，研究药物的安全性和用药剂量。第二阶段：指定疾病（癌症的种类等），选取比第一阶段多的人进行。研究第一阶段试验中，有效的药物的安全性、用药剂量及给药方式等。第三阶段：以几百人为对象，与"标准治疗"、安慰剂及类似药物对比。如果有效性和安全性能够得到证实，就可以向日本厚生劳动省申请医药品的生产和销售许可。

● 参加临床试验的优缺点

参加临床试验有增加治疗的选择，享受免费用药、免费检查等优点。但是也有达不到预期效果或出现意想不到的不良反应的风险。因此，一定要预先认真听取医生讲解，在充分认可后再决定是否参加。如果有不清楚的地方，也可以向临床试验顾问等专业人士咨询。

另外，参加了临床试验后，不管任何理由，都可以中途退出。退出后，也不会出现无法继续在这家医院接受治疗的状况。

虽然可以通过报纸、电视、网络等途径报名参加临床试验，但是癌症治疗一般不会公开招募。除了咨询主治医生以外，也可以通过日本国立癌症研究中心和制药公司的主页来报名参加临床试验。

临床试验没有患者的参与无法进行。如果主治医生问到"要不要去参加临床试验"，一定要首先了解临床试验是怎样进行的。

第4章

能够安心地生活而努力

为了出院后

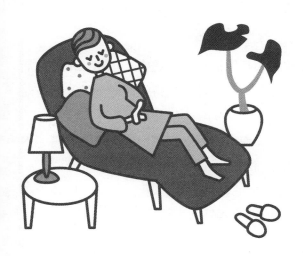

出院后怎么做才能放松身心

出院后，需要一段时间才能恢复到以前的生活。首先，要努力恢复自己的体力，一切向前看，重返属于自己的生活。

慢慢休养，不要着急

刚出院时，手术伤口的部位活动时会感觉到疼痛。而且，术后进行药物治疗时，会出现不良反应，从而影响日常生活。还有很多患者因为担心乳腺癌的复发，背负巨大的心理压力。因此，想要重返和住院之前一样的生活，需要一定的时间。另外，根据手术的方式和患者的年龄不同，恢复的速度也因人而异。

恢复体力，离不开充足的睡眠。严格遵守按时起床、睡觉和洗澡等，可以寻找对自己来说，有助于舒适睡眠的方式。另外，有意识地保持腹式呼吸，可以刺激副交感神经，让身体放松下来。压力过大或身体状况欠佳时，可以尝试这种做法。此外，还可以通过适量的运动（参见第120页）、营养均衡的饮食（参见第124页）等来管理自己的身体。

积极向上的生活

即便体力恢复之后，在放疗和药物治疗的过程中，也和原本的生活不一样。而且，如果手术后遗症和治疗不良反应持续的时间较长，有时也会影响工作和兴趣爱好。

不要一味地认为"我不行"，要借助家人和朋友的力量，要有"慢慢增加自己能做的事情"的想法，积极地过好每一天。

另外，在治疗过程中，要积极地戴假发和帽子、化妆、护肤、美甲、选择时尚的辅助内衣及服装，享受美好的生活。

放松身心的方法

呼吸法（腹式呼吸法）

慢慢深呼吸可以让情绪
稳定下来

① 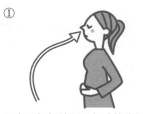 ②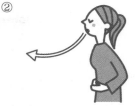

用鼻子慢慢地深吸气（使腹部
膨起）

放松身体，从嘴巴慢慢呼气（使
腹部变平），慢慢呼气可以让情
绪稳定下来

放松法

重复收缩、放松
肌肉的动作，可
以让身体放松。
平躺或坐在椅子
上都可以完成

①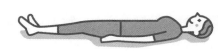

仰卧，伸展手足，放松
全身

②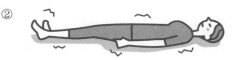

轻轻闭上眼睛，然后双手
快速紧握（持续5秒），
一定要保持发力时的感觉

③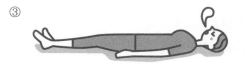

伸开双手，放松身体（10
秒），把意识转向身体
放松的的感觉

※用同样的方法，放松肩部、颈部、腹部、脚等部位

笑对生活

　　自古以来"笑口常开福自来"，笑可以让生活更加幸福。事实上，
笑可以让自然杀伤细胞（NK细胞）更加活跃，从而提高免疫力。休养身
体的过程中，免疫力会降低，笑有利于提高免疫力。另外，笑还能让心
情更舒畅，能够缓解压力，是与家人和朋友正常交流的润滑剂。看喜欢
的电影，发现自己的兴趣爱好，开心快乐地过好每一天。

出院后如何和家人相处

虽然家人是患者坚实的后盾，但有时癌症会让双方心生间隙。要认真考虑如何和家人交流。

和家人互通治疗相关的信息

患者出院后的生活，需要家人的帮助。但是有很多患者会犹豫要不要和丈夫及孩子说有关乳腺癌治疗的事情，患者经常会出现"不想给家人添麻烦""不想让家人过分担心""不想让孩子担心"等想法，几乎都在体谅家人。但是，家人是最可靠的。特别是，一定要和丈夫述说自己的感觉、乳腺癌的治疗状况，做到信息互通。

如果要定期去医院接受治疗的话，大多数是患者自己去医院就诊，如果患者不向丈夫说明情况，丈夫很难了解实际情况。

在治疗过程中，不要独自承担身体上的痛苦及对未来的不安。建议患者敞开心扉，述说自己的感受。

如何和孩子诉说患癌这件事

对于有孩子的家庭来说，特别是孩子越小，越不知道该怎么和孩子解释。如果在一起生活的话，再怎么努力隐瞒，即使是孩子也能察觉到和以前的不同。如果父母不做任何解释的话，孩子反而会感到不安。或者孩子可能会因为只有自己被排除在外不知情，而产生被疏离的感觉。而且，在隐瞒疾病的同时照顾孩子需要极大的体力，也会给患者造成较大的负担。

考虑到上述这些因素，还是要将自己的病情告诉孩子。只不过，要和丈夫商量一下，用什么样的方式告诉孩子。

在考虑到孩子的年龄和性格的前提下，用简单易懂的语言描述自己的病情。可以不一次说完，分次告诉孩子。通过这样的解释，孩子也能理解母亲的心情和病情。

癌症患者家属有两种态度

①从身体到精神两方面都能支持患者，比较可靠

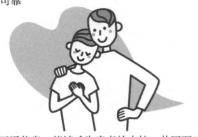

互通信息，能够成为患者的支柱，共同面对疾病

②和患者一样，对癌症抱有不安及焦虑的情绪，容易受到伤害（称为第二患者）

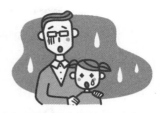

家属如果是第二患者的话，和患者一样，也需要接受精神疏导

　　最近，帮助癌症患者的孩子的组织在不断增加。担心孩子的心理问题时，可以寻求相关组织的帮助。

不要一家人独自面对，学会寻求外部的帮助

　　在长期治疗的过程中，还会出现仅靠家人无法解决的问题，照顾患者的家人因压力过大而崩溃，会出现各种各样的问题。这时，可以寻求离家最近的癌症诊疗合作定点医院的癌症咨询支援中心或患者协会及家庭协会等的帮助。通过寻求癌症专家的意见，和有同样烦恼的病友述说来寻找解决问题的方法。

以女性的身份和配偶一起生活

因乳腺癌而失去乳房绝不是作为女性的终点。患者也可以过愉快的性生活，正常怀孕、生产。

在性生活中和配偶沟通非常重要

有的人会存在"性生活会增加乳腺癌复发的风险"的误解。性生活会增加雌激素的分泌，但不会使乳腺癌发展。基本上来说，术后伤口恢复之后，性生活是没有问题的。在性生活的过程中，双方的感觉非常重要。乳腺癌术后，乳房的外形发生了巨大变化，可能女性很难主动提出性生活。但是，配偶也不知道该怎么面对患者。因此，要自己把身体的状态和对性生活的想法准确地转达给对方，同时了解对方的想法。

向别人咨询性生活方面的事情会感到非常难为情。但是，可以通过和主治医生及专业的乳腺癌护士咨询来解决这方面的问题。如果您和配偶长时间存在分歧的话，就试着去咨询一下。

绝经前的患者在化疗和激素治疗的影响下，即便会出现一段时间的停经，但也会怀孕，因此如果不想怀孕的话，一定要做好避孕。

乳腺癌治疗后可以怀孕、生产

对于以后想要怀孕、生产的患者来说，要提前知道从什么时候开始适合怀孕。在治疗的过程中，考虑到药物会对胎儿产生影响，最好避免怀孕。而在治疗结束后，药物就不会对胎儿产生不利的影响。为了以防万一，最好在治疗结束月经正常后几个月后再考虑怀孕。但是，如果使用了他莫西芬，最好在治疗结束后的2个月内避免怀孕。

年龄和怀孕能力

乳腺癌治疗后患者可以怀孕和生产，但是要建立在卵巢能够发挥正常功能以及可以产生卵子的前提下。虽然放疗不会损伤卵巢的功能，但是在长期药物治疗的作用下，可能还是会丧失怀孕的能力。如果患者将

乳腺癌治疗对性生活的影响

　　乳腺癌的治疗会对性生活造成影响。如果了解身体的问题所在和身体状态变化的原因，就可以对症治疗。

放疗和药物治疗的影响

- 在治疗的过程中，身体的状况会变得不稳定，不愿意进行性生活
- 阴道容易变得干燥，性交时会感到疼痛

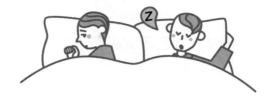

手术的影响

- 十分在意胸部外形的变化，也会在意配偶的目光
- 手术部位和腋下的感觉发生变化，会有奇怪和不舒服的感觉
- 爱抚乳房，不能获得像以前一样的性快感
- 因为手臂和肩膀的活动没有恢复，所以无法拥抱配偶，无法支撑身体

应对方法

- 坦率地和配偶说出自己的感受，得到对方的理解
- 互相磨合体位
- 使用凝胶来减轻阴道的干燥

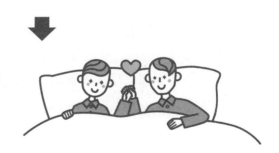

来想要怀孕、生产，开始治疗之前，一定要向主治医生说明自己的意愿。还要到妇产科检查卵巢的功能，预先确认乳房的状态。

　　为了不让癌症治疗影响怀孕，可以采用保留生育能力的治疗方法，如受精卵冻存等方法。

应对心理问题

乳腺癌患者会出现不安和情绪失落，但如果影响到日常
生活，就必须进行治疗。

患者会出现不安和情绪失落

大多数乳腺癌患者在治疗的过程中会出现不安、心情低落等不良
情绪。经历了确诊、手术及去医院治疗等各种各样痛苦后，出现这些
情绪是非常正常的反应。但是，如果这些情绪持续存在影响到日常生
活并且出现严重的精神症状时，就必须进行治疗。可以咨询主治医
生，请其推荐专业的医生，精神科医生、心理内科医生、临床心理医
生等都可以获得帮助。现在日本有解决癌症患者心理问题的精神肿瘤
医生，但数量很少。

适应障碍和抑郁症需要去专科治疗

因为担心睡不着觉、没办法专心工作和做家务、和其他人相处感到
很痛苦等都会对日常生活产生影响，这些精神症状称为适应障碍。适应
障碍的症状如果加重，持续2周以上，身体仍处于不能活动的状态即为抑
郁症。

抑郁症的特征是对任何事物都没有兴趣和感受不到快乐，食欲不
振，失眠，思考，注意力下降等。有的患者会绝望地"想要自杀"。

适应障碍和抑郁症，可以通过向专业医生咨询及服用抗焦虑药来改
善。患者感觉到痛苦时，咨询专业医生是恢复的捷径。

寻找适合自己的放松心情的方法

除了接受专业医生的治疗以外，还可以通过生活中的努力，试着转
变心情来减轻心理的负担。另外，和家人或朋友说明自己的精神状态，
获得他们的理解和帮助也很重要。

放松心情的方法

· 运动能改变心情

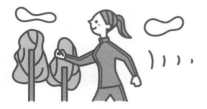

· 通过欣赏喜欢的音乐及香薰来放松心情

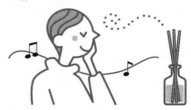

· 听取有相同经历的癌症患者的经验

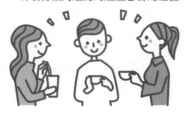

· 和家人或朋友述说自己的痛苦，也会让心情变好

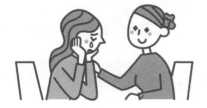

· 痛苦的时候可以试着大哭，眼泪可缓解压力

抗癌药物和抑郁症的关系

有的患者担心使用抗癌药物和激素药物后，会陷入抑郁状态。抗癌药物和激素药物确实会引起更年期样的症状，其中一种就是抑郁状态。

癌症引起的疼痛、抗癌药物的不良反应（全身乏力、恶心、呕吐、脱发等）一直持续下去的话，患者也会出现焦虑和抑郁。而且，有的患者因为治疗结束后不良反应仍存在，会越来越担心这样的痛苦要持续到什么时候，同时与对乳腺癌复发的担忧叠加，进而患抑郁症。

通过运动恢复身心健康

为了恢复手术后体力下降，生活中也要努力运动。运动也有利于改善失落的心情。

适当运动有益身心健康

手术后，患者会有担心和抵触运动的情绪。特别是切除了淋巴结的患者，不能灵活地控制胳膊和肩膀。即便这样，也要跟上身体恢复的节奏，慢慢地开始活动身体。适当的运动会让身体更快恢复。

运动也有益于改善精神状态。医学上也已经证明了运动可以改善由于抑郁等引起的情绪低落。

不要勉强自己，慢慢适应自己的身体

需要注意的是，患病前喜欢运动的患者，容易按照以前的感觉，过度活动身体。手术和药物治疗会使体力变差，一定要控制急于求成的心情，慢慢地开始运动。另外，没有运动习惯的患者，可以借着这次机会开始运动。运动也能成为外出的契机，还会有转换心情的效果。

开始运动之前，一定要和主治医生商量，确认开始运动的时间和运动强度是非常重要的。

户外运动要做好应对紫外线和蚊虫叮咬的措施

在室外运动时，为了预防淋巴水肿，一定要注意以下事项。

·预防紫外线照射

靠近手术侧的手臂被紫外线晒伤后引起的炎症是造成淋巴水肿的原因。夏天外出时，可以穿长袖来阻挡紫外线。

·预防蚊虫叮咬

靠近手术侧的胳膊被蚊虫叮咬后，会出现炎症，所以要穿长袖，常备防蚊虫喷雾。

有助于恢复体力的运动

走路

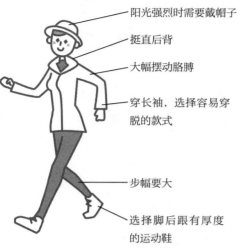

- 阳光强烈时需要戴帽子
- 挺直后背
- 大幅摆动胳膊
- 穿长袖，选择容易穿脱的款式
- 步幅要大
- 选择脚后跟有厚度的运动鞋

- 从家附近散步开始
- 适应之后，可以稍微增加步行的距离
- 保持能稍微出汗的速度
- 运动时，为了不脱水，要及时补足水分

水中散步

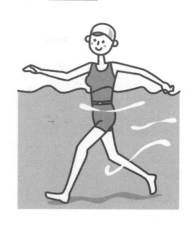

- 关节疼痛的人和对自己肌肉力量没有自信的人可以享受这项运动
- 不仅能提升体力，还能促进手臂和肩部的血液循环
- 也可以抓着浮板做双脚打水的动作
- 室外可能会被晒伤，请选择室内的泳池

注意这样的运动

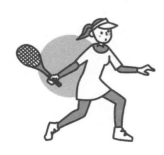

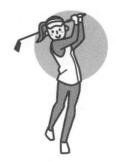

打网球、打高尔夫球等需要用力挥动球拍、球棒的运动，击打球体的时候，胳膊会产生离心力。对于淋巴水肿的人来说，会对胳膊造成较大的负担，必须要注意运动后出现的水肿。建议和主治医生商量之后再开始这样的运动。

为了防止癌症复发，需要控制体重

肥胖会增加乳腺癌发病的风险。为了控制体重，日常生活中一定要合理运动。

运动有利于预防乳腺癌复发

运动不仅能够帮助恢复体力，还是预防乳腺癌复发的有力手段。

雌激素与乳腺癌的复发紧密相关。一方面，绝经后的女性，卵巢分泌的雌激素急剧减少；另一方面，肾上腺分泌的雄性激素会通过脂肪细胞转化为雌激素。因此，脂肪细胞越多、身体越肥胖的女性，身体就会产生越多的雌激素，增加患乳腺癌的风险。

对于绝经后的女性来说，有规律运动习惯的人比平时不怎么运动的人，患乳腺癌的风险更低。而绝经前的女性，肥胖和患乳腺癌风险的关联性没有绝经后的女性那么明显。因此，绝经后的乳腺癌患者需要控制体重来减肥或防止身体肥胖。

运动在预防糖尿病的同时也有利于预防乳腺癌

肥胖是引起糖尿病、动脉硬化等生活习惯所致疾病的病因。与未患糖尿病的人相比，糖尿病患者患乳腺癌的风险更高。糖尿病是胰岛素无法更好地发挥功能、血糖持续较高状态的疾病。身体肥胖以后，体内胰岛素的需求和供给失衡，胰岛素无法更好地发挥作用，易患糖尿病。持续高血糖的状态，最终会促进以乳腺癌为代表的癌细胞的增殖。

有规律运动习惯的人，比起几乎不怎么运动的人，乳腺癌的发病概率约降低 2/3（引自日本乳腺癌学会编著的《面向患者的乳腺癌诊疗指南》）。

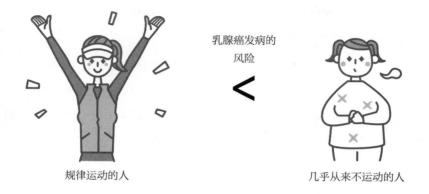

乳腺癌发病的风险

规律运动的人　　　　　　　　　　　　　几乎从来不运动的人

肥胖的指标——体重指数（BMI）

体重指数（body mass index，BMI）是衡量身体肥胖程度的指标。只要知道身高和体重，就能计算出 BMI 和标准体重。
衡量一下自己的肥胖程度，一起来预防乳腺癌吧。

BMI= 体重（kg）÷［身高（m）× 身高（m）］

BMI < 18.5：体重过轻；BMI在18.5~25：正常；BMI在25~30：体重超标；BMI > 30：肥胖

比起剧烈的运动，选择适合自己并且让自己感到快乐的运动

需要通过运动来控制体重时，不需要激烈或是真正的运动。走路等负荷较轻的运动就可以。而且，运动也不仅限于体育运动。积极参与家务、放弃电梯改走楼梯、在目的地的前一站下车步行等都可以，在日常生活中活动身体，也是有效的运动。

另外，控制体重时，快速减重可能很容易反弹，慢慢减重就好。因此，重要的是要享受运动的过程，并且长期坚持下去。

通过调整饮食降低患乳腺癌的风险

营养均衡的饮食可以降低患乳腺癌的风险。调整饮食结构有助于保持体力以适应长期治疗。

在保证热量摄入的前提下，保持营养均衡

近年来，乳腺癌患者增加的原因之一就是饮食欧美化、脂肪摄入量过高。

出院后，在保证一天所需热量的前提下，要保持营养均衡。具体来说，最基本的就是把以下4项内容很好地结合起来。

（1）主菜提供所需的蛋白质（肉、鱼、鸡蛋、大豆制品）。

（2）将蔬菜和海藻类作为副食。

（3）主食（大米、面包、面食）。

（4）汤。

为了减肥过度节食，只吃自己喜欢的东西，过于偏食，不仅不利于恢复体力，还会让身体变差。预先计算出身体一天所必需的热量。

可以通过身高、体重、日常的平均运动量来计算出一天所必需的热量（见第125页表格）。

为了防止身体肥胖，一定要改善饮食结构，努力将摄取的热量控制在合理范围内。虽然计算自己进食食物的热量可能会非常麻烦，但是一旦熟悉之后，就可以目测出大致的摄入量。

适量饮酒，患者及其家人都必须戒烟

不建议乳腺癌患者饮酒。因为酒精的摄入量增多后，会增加患乳腺癌的风险。如果患者实在想喝酒，啤酒最多喝500mL、日本酒最多喝180mL、红酒最多喝200mL、威士忌最多喝60mL。

边吃下酒菜边慢慢喝酒，既能开心地喝很久，也不会喝太多酒。

如何计算每天所需的热量

①计算标准体重

标准体重（kg）= 身高（m）× 身高（m）×22

②计算每天所需的热量

每天所需的热量（kcal）= 标准体重（kg）× 身体活动量（kcal/kg）

身体活动量	1kg 体重必要的热量
低：生活中大部分时间都坐着	25~30kcal/kg
普通：虽然以坐着为主，也会工作、通勤、购物、做家务、运动量较小的运动等	30~35kcal/kg
高：以需要走动或站立的工作为主，有在空闲时间运动的习惯	35~40kcal/kg

预防癌症的饮食

①不要暴饮暴食
- 进食速度过快是饮食过量的原因
- 一口要嚼 30 次以上
- 少吃零食

②选择低脂肪的食品
- 选择脂肪含量较低的肉类
- 少用油。做菜时倒掉多余的油
- 不要食用黄油及人造黄油

③注意每天盐分摄入量
- 将每天的盐分摄入量控制在 8~10g
- 用柑橘类和香料来代替食盐调味
- 加工食品、木鱼干、海带等也含有盐分，要多注意

④多吃蔬菜、水果、菌类等
- 应季的蔬菜富含大量维生素、矿物质和膳食纤维
- 可以选择焯、煮、炒等烹饪方式

⑤摄取高质量的蛋白质
- 多吃大豆及大豆制品
- 不要摄入过多肉类。可以选择应季的比较新鲜的鱼，适当摄入乳制品

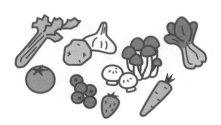

还有一个必须注意的是吸烟。烟草里含有大量致癌物质，即便不是乳腺癌患者，吸烟也百害而无一利。家人的二手烟也有很高的致癌风险，因此可以借着这个机会戒烟。

大豆食品和异黄酮能预防癌症吗

大豆内含有的异黄酮与雌激素有相似的结构。因此，有的患者担心，大豆会增加乳腺癌复发的风险。事实却与之相反，异黄酮可以起到抑制雌激素刺激的作用，因此会降低乳腺癌复发的风险。

有研究显示，通过大豆食品摄取的异黄酮可以降低患乳腺癌的风险及死亡率。日常生活中摄入适量大豆食品有益于健康，也可能会预防乳腺癌的复发。

慎重选择保健品和营养补充剂

药店会售卖很多含有异黄酮的保健品。但是摄入这类保健品后，是否能降低患乳腺癌的风险还不清楚。而且在激素治疗中，大量摄入这类保健品后，异黄酮会和雌激素发挥相同的作用，反而会增加患乳腺癌的概率。

不推荐通过摄入含有异黄酮的保健品来预防乳腺癌，特别是如果正在进行激素治疗的话，请停止食用这类保健品。

有很多打着"对乳腺癌有效""可以治愈乳腺癌"噱头的保健品和营养补充剂。而且，如果看到"可以轻松补充所需营养"这样的宣传语后，身体状况较差、不认真吃饭的患者会产生想要依赖保健品的想法。但是，这些保健品的健康功效几乎没有经过科学证明。更有一些完全不清楚其不良反应的保健品。预防癌症所需的营养物质，完全可以通过食物来摄取。如果患者有饮食相关的烦恼的话，可以咨询主治医生和营养师。

保持健康身体的饮食要点

①将饭菜事先保存好

- 为了节省做饭的时间，能做的时候可以多做一些，分成小份保存起来
- 有效地利用软罐头和罐头食品

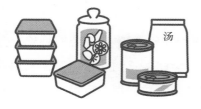

②在能进食的时候进食

- 在能吃进去的时候进食牛奶、果冻、饼干、布丁等食品

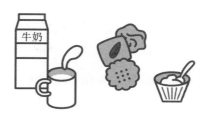

③从能吃的东西开始慢慢吃

- 减少每次的进食量
- 一点点吃自己能吃的东西

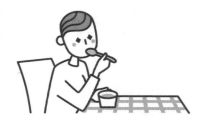

④进食容易吞咽的食物

- 可以选择果汁、乳品，或者将食物弄成糊状，比较容易吞咽
- 也可以食用营养补充剂

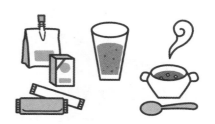

⑤恶心、呕吐时

- 可以选择素面、鸡蛋羹、酸奶、布丁等口感较好的冷食
- 不要吃蒜、葱、韭菜等气味强烈的食物
- 不要吃脂肪较多、比较油腻的食物

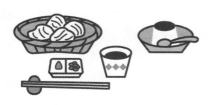

⑥口腔黏膜炎伴疼痛时

- 可以选择茶碗蒸、凉拌豆腐等口感较好的软食
- 不要吃过咸或过酸的食物，选择清淡的食物
- 不要吃过热或过凉的食物

为了保持笑容不要忘记打扮自己

与其焦虑、烦躁地度过每一天，不如积极面对保持微笑。这时就需要很好地借助化妆的力量！

化妆可以让人找回自信和笑容

对于女性来说，因为化疗（抗癌药物治疗）的不良反应，外貌上出现的最打击人的变化就是脱发。头发脱落会让人感到非常痛苦，不想外出，不想和其他人见面。但是，可以通过戴假发和帽子重拾以往积极的生活。

除了头发以外，睫毛和眉毛也会脱落。而且，有的抗癌药物会让人的脸色变差、皮肤变得干燥，容貌等出现各种各样的问题。

治疗相关不良反应的表现形式各有特点，可以根据这些特点，掌握化妆技巧，掩盖出现的问题，展现出美丽生动的表情。装扮一下还能让自己重拾自信。看到患者良好的状态，家人的心情也会跟着变好，当然也有利于治疗。

底妆能让肤色更好

接受抗癌药物治疗后，容易给人一种脸色差、没精神的不好印象。这是因为皮肤的新陈代谢停滞，皮肤容易变得干燥、粗糙，皮肤上的斑点变得十分明显。

在癌症的治疗过程中，最好选择刺激性小、适合敏感肌的化妆品。洗脸后，使用化妆水和乳液来给皮肤进行充分的保湿。涂抹化妆水和乳液时，要用手轻轻按压脸部肌肤，按摩至皮肤完全吸收。可以通过厚涂粉底液来遮盖皮肤的斑点，可以在比较在意的位置涂抹有色妆前打底乳液来修正斑点，也可以使用一直用的粉底液。

画眉、涂睫毛可以让眼睛更有神

眉毛可以极大地影响到脸给人带来的印象。可以在使用抗癌药治疗前，拍下眉毛的照片作为日后化妆时的参考。

画眉的要点是，决定眉头、眉峰、眉尾的位置。开始先用眉粉勾勒，之后再用眉笔慢慢填补需要上色的部位，这样就不会失败。睫毛可以用黑色的眼线笔从眼尾向眼角慢慢勾画，然后用眼影棒或棉签从上方晕染开，这样会比较自然。

可以根据当天的心情来更换妆容

能够根据当天的心情来更

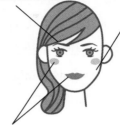

保持自信的妆容

● 眉毛、睫毛
· 画眉时，先决定眉头、眉峰、眉尾的位置，再勾画形状
· 眼线要从眼尾画向眼角
· 画下眼线会让眼睛更有神

● 底妆
· 用化妆水和乳液保湿是关键
· 粉底液不要涂太厚
· 可以用妆前隔离霜和遮瑕膏来遮盖斑点和黯沉的部位

● 腮红、高光、唇膏
· 腮红涂在笑起来脸颊变高的位置
· 眼头和眼尾涂上高光会看起来更年轻
· 选择颜色鲜艳的唇膏

理想的眉形

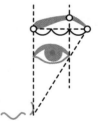

① 眉头
在眼角的垂直线上
② 眉峰
在眉头和眉尾约 2/3 的位置
③ 眉尾
在鼻翼和眼尾的延长线上，且与眉头保持在一条直线上

换妆容一定会让人非常开心。自然妆感，有活力，知性等风格，可以根据自己想要展现的形象来选择眼妆、腮红、唇膏。乐在其中比什么都重要。

修剪指甲，涂指甲油

除了面部以外，很多患者比较在意指甲。抗癌药会改变指甲的颜色或让指甲变形。修剪指甲的时候，不要用剪刀全部剪掉，选择锉刀来修剪更好。如果指甲没有炎症，还可以用指甲油来美甲。选择漂亮的颜色也会让心情变好。

实现回归社会的步骤

想要工作和治疗两不误，获得单位和同事们的理解是不可或缺的。从手术前开始准备的时候，就必须和单位沟通好。

可以做到工作和治疗两不误

乳腺癌好发于年富力强的时候，自己的身体自不必说，关键问题是怎样兼顾工作和治疗。从检查到诊断几乎都不需要住院就能完成，因此最初需要暂别工作的时候就是手术时，因为手术需要住院。术后决定了最终的治疗方案后，根据需要可以去医院接受放疗或药物治疗。

无论哪一种治疗方法，都需要长期来往于医院，同时还必须要考虑到工作的安排，有可能要兼顾工作和治疗。

一边工作一边接受治疗确实需要消耗巨大的体力和精力。因此，必须要获得单位的理解。工作可以给治疗提供经济支持，个人也能通过工作感受到自身的价值，与社会保持一定的联系，从而可以提高精神层面的治疗效果。

然而，很多患者会在术前或术后治疗前辞去工作。最终的治疗方案由术后的病理检查结果决定，也许会和术前预想的治疗方案有所不同。因此不要急着辞职。

得到周围人的理解和支持

被诊断为乳腺癌之后，一定要确认单位的就业规则和福利制度。还要向上级领导及人事部门负责人说明治疗情况，沟通住院时的工作安排和出院后的复职等相关内容。

其中，也有的患者因为"不想让周围的人为自己担心""不想让别人因为疾病对自己产生偏见""担心会因患病丢掉工作"等原因不和单位说明真实情况。但是，为了能够安心地治疗，单位的协助是不可欠缺的。

另外，还有一些患者认为"不知道最终治疗方案，不知道该怎么和

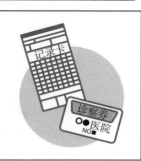

为了能够兼顾治疗和工作，需要单位的制度和支持

- 错峰出勤·按小时的休假制度
- 以治疗为目的的休假·休养制度
- 既往年份带薪休假的累积制度
- 弹性工作制
- 居家办公制度
- 考虑到治疗日期的轮班编组制度等

单位谈"。如果是这样的话，可以请主治医生提供一个治疗时间的初步安排，然后拿着这份资料去和单位沟通。越早沟通越好。手术后决定了最终治疗方案的话，可以再转告单位。为了能够与单位建立良好的信赖关系，最好随时将情况汇报给单位。

继续职场工作的秘诀就是不要勉强自己

虽然回归了职场，开始一边工作一边治疗，但是会因为治疗不良反应和身体状态不佳等原因，不能和以前做一样的工作。有的人看到忙碌的同事，会因为"不想再给别人添麻烦"而隐瞒自己的病情，硬撑下去。总是勉强自己，时间长了有可能会必须休假，长期不能工作，甚至可能会影响治疗。

在出现这种情况之前，最好和上级领导商量一下，如果自己很难说出口，也可以请单位医院的医生或护士和公司及上级领导说明情况。如果单位没有自己的医生的话，可以咨询地区产业保健中心。

即便因为各种各样的理由想要离职，或者想转为非正式员工，也不要急于做出决定。和主治医生、单位、家人商量后再做决定也不迟。

工作相关事务的咨询渠道有地区的癌症咨询支援中心、产业保健综合支援中心、综合劳动咨询角等。

利用公共制度减轻治疗费及生活费带来的压力

越来越多的患者和家庭因为长期治疗造成一定的经济负担。预先了解公共制度和保险的使用方法，可以在关键时刻帮上忙。

担心收入时可利用的公共制度

很多患者因为经济的原因，无法按照自己的期望继续治疗乳腺癌。但是，可以在放弃之前，确认一下自己是否可以利用公共制度来解决。比较有代表性的制度有高额疗养费制度（参见第74页）、减免医药费、伤病津贴、雇佣保险（失业津贴）、残疾年金等。

·减免医药费

这个是指当患者或者"作为家庭经济来源之一"的家人，如果1年内支付的医药费超过10万日元的话，可以返还一部分所得税的制度。保存好医疗机构开具的发票和医药费用明细书，确定申报时一起提交。减免的对象除了诊疗费、治疗费以外，住院费、来往医院时的交通费用、治疗中的按摩、针灸等费用也可以减免。

·伤病津贴

这个是指因疾病或受伤停职期间，给予一定额度津贴补助的制度。支付对象是已加入健康保险制度、医疗互助帮扶制度的单位员工、公务员、职员。

·雇佣保险

雇佣保险是辞掉原来的工作，在找到新工作之前，以补偿部分生活费为目的，从雇佣保险制度中发放的基本津贴。这种制度过去被称为失业保险或失业津贴。为了专心治疗，不能立即找工作时，在职业介绍所的申请窗口办理手续后就能获得基本津贴。

·残疾年金

日本在不足65岁参与年金制度的人，被确诊癌症且接受治疗后，因为身心留下了残疾，而无法维持日常生活和工作的人可以领到年金。以初次确诊后经过一年半的时间后依然无法正常生活，劳动能力大部分丧失的人为对象。发放金额根据初诊时加入的年金制度和残疾程度而不同。

日常生活中遇到问题时可以利用的公共制度

由于癌症导致体力下降或年龄的增加的原因，无法维持日常生活时，可以利用护理保险。另外，如果必须看护家人，则可以有效地利用护理停职、护理休假制度。

• 护理保险

以需要看护或协助的65岁以上老人，以及40岁以上、罹患癌症晚期等特定疾病的人群为对象。主要的看护服务有在家疗养管理指导、上门看护、上门康复、协助护理、上门护理等上门服务，以及其他去医疗机构的服务，租借福祉用具等服务。需要自己负担10%~20%的服务费。

• 护理停职和护理休假

护理停职是日本厚生劳动省制定的制度，当家人需要照护时，可以从公司请一段时间假来护理家人。需要护理的家属每人最长可连续休93天。为了能顺利休假，需要事先和单位沟通好。

护理休假则是为了陪同需要照护的家人购物、去医院等活动，每年可以休5天。

注意不要忽略商业生命保险

为了防备意想不到的花费，不少人会参加生命保险或医疗保险。被诊断为乳腺癌后，需要确认已经加入的保险的合同内容。特别是如果加入了癌症保险的话，诊断时能领取诊断补贴，无论住院天数都能领取住院补贴，来回奔波于医院时能够领取交通补贴等，癌症治疗的援助体制应该非常完善。必须要注意的是，保险的补贴必须由患者本人提出申请才能收到。而且，从提出申请到拿到补贴需要花费一些时间。确认了合同内容后，在治疗之前和保险公司联系。

极具影响力的"粉红丝带"运动

● "粉红丝带"运动

　　每年秋天，日本全国的建筑物和大楼都会亮起粉色的灯，街上到处张贴着有粉红丝带标志的海报和宣传单。这是每年都会举办的"粉红丝带"运动的其中一环。

　　"粉红丝带"运动是希望降低乳腺癌的死亡率而开始的活动，诞生于20世纪80年代的美国，涉及市民团体、企业、行政等领域，影响范围非常广。得益于这项活动，从1990年开始，美国乳腺癌的死亡率开始降低。

　　虽然日本从1990年开始也举办"粉红丝带"运动，但是直到2000年以后，才广为人知。在政府推进的乳腺癌筛查工作中，由癌症相关医生组成的启发团队发起的"乳房健康研究会"，以及支持"粉红丝带"运动企业的不断增多等，在多方因素的影响下，乳腺癌筛查的普及率不断增加。

● 怎么参加"粉红丝带"运动

　　任何人都可以参加"粉红丝带"运动。根据年龄接受乳腺癌筛查，每个月进行1次乳房自我检查就算是参加了"粉红丝带"运动。另外，还可以参加"粉红丝带"运动的援助团体和企业举办的活动，购买宣传册和赞助商品。

　　每年10月的粉红丝带月，日本各地都会举办散步大会、乳腺癌座谈会等活动。通过网络、报纸、地区的宣传册等途径，可以寻找并参加离自己最近的活动。

运营"粉红丝带"运动的团体

认定NPO法人乳房健康研究会（东京・神奈川）	本书的作者成立了日本第一个乳腺癌启发团体（理事长：福田护）。"粉红丝带"运动（为身边的人分发徽章以提高她们对乳腺癌的意识的运动）举办研讨会及散步活动。在日本培养粉红丝带顾问
认定NPO法人J.POSH（大阪）	举办面向所有的女性及乳腺癌患者及其家属的启发活动。提倡日本mammography Sunday（10月第3个周日，营造一个在全国任何一个地方都能接受乳腺钼靶检查的环境）、介绍全国温泉分布网、培训医疗从业人员等，活动范围广

※ 在日本有各种各样的团体，这里介绍的只是很少一部分。

第 5 章

乳腺癌的复发和转移

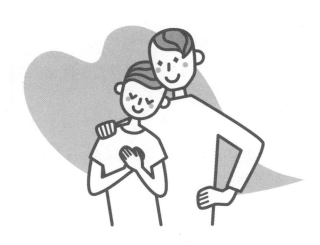

了解乳腺癌的复发和转移

在早期治疗中，即便已经将肉眼可见的癌症病灶全部切除，残留的微小癌症病灶也可能再次活跃，出现复发、转移等。

潜伏的微小癌症病灶再次增殖

浸润癌从早期体积较小的阶段开始，就会以微小转移灶的形态潜伏在淋巴结及其他脏器内。即便在早期治疗时，将肉眼可见的癌症病灶全部切除，也无法完全防止残留在体内的微小癌症病灶。这些残留的癌症病灶经过多年的生长，最终才被发现。这个过程就是癌症复发。乳腺癌的复发分为局部复发和远处转移。

·局部复发

在已经实施手术一侧的乳房及周围部位复发，即为乳腺癌的局部复发。乳腺癌的局部复发出现在乳房部分切除术后残留的乳房、乳房全切术后的胸壁、实施手术一侧的乳房周围的淋巴结。

·远处转移

在远离乳房的部位复发称为乳腺癌的远处转移，或称为乳腺癌的转移。乳腺癌容易转移的部位有骨、肺、肝、脑等。例如，最开始出现的乳腺癌，后来转移到肺部的情况，就是乳腺癌的肺转移。这时在肺部出现的癌症与乳腺癌具有相同的特性，与肺原发癌不同。

乳腺癌的复发多发生于手术后2~3年

乳腺癌的复发多发生于手术后的2~3年内。因为乳腺癌发展速度较慢，所以也会有术后10年才复发的情况。

根据乳腺癌的进展程度及亚型不同，容易出现复发的时期有所不同。在乳腺癌分类中的HRE2蛋白阳性型及三阴乳腺癌，术后2~3年内容易复发的特征。激素受体阳性型乳腺癌的癌细胞增殖速度较慢，因此多于手术5年后复发。

乳腺癌的局部复发和远处转移

局部复发

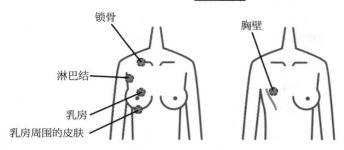

会在乳房部分切除（左图）后残留的乳房及同一侧的淋巴结复发，乳房切除后（全切）的胸壁等部位复发

远处转移

脑

骨（特别是肋骨、脊椎、骨盆、股骨等）

肺

肝

容易发生乳腺癌远处转移的脏器

异时性双侧乳腺癌

治疗开始一段时间后，也有非手术侧的乳房出现乳腺癌的情况。这种类型的乳腺癌称为异时性双侧乳腺癌。这种情况不是复发，而是出现了新发的乳腺癌病灶，按乳腺癌早期来治疗。

如何及早发现乳腺癌的复发和转移

大多数情况下，乳腺癌的复发和转移在出现自己感觉到不舒服的症状后才会被发现。如果感觉到不适，请立即就医。同时也不要忘记定期复查。

乳腺癌复发和转移的症状

不同部位的复发和转移，表现的症状有所不同。在保留的乳房内及腋窝淋巴结的局部复发，大多可以感觉到有硬结出现和局部皮肤的改变。骨痛是骨转移的特征。肺转移时会出现呼吸困难、痰多、咳嗽等症状。脑转移时则会出现恶心、眩晕、头痛等症状。肝转移早期虽然没有什么症状，但是随着时间的推移，会出现腹胀、上腹部疼痛、黄疸等症状。但是，这些症状存在个体差异，也有的患者没有任何症状，所以一定要多注意。

持续疼痛时要高度怀疑癌症复发

复发的乳腺癌具有和原发肿瘤一样的特性，会慢慢发展。当出现疼痛时，判断是否是由肿瘤复发引起的，关键是确认是否符合以下任意一种症状。

"虽然突然出现剧烈的疼痛，但是查看情况时疼痛减轻了"，这种情况大概率可能是由于癌症以外的原因引起的。

"虽然没那么疼，但是一直持续存在"，癌症复发的可能性会高一些。

再加上如果在乳房自我检查（参见第4页）时，如果发现乳房及其周围出现硬结和肿胀的状况，则有可能是局部复发。

术后10年内要定期接受筛查

乳腺癌术后10年内都有复发的可能，因此这10年期间要定期接受检查。术后1~3年，每3~6个月1次。术后4~5年，每6~12个月1次。术后第6年之后，每年接受1次问诊和体格检查，如果有需要的话，还可以进行血液检查和影像学检查。

乳腺癌复发和转移的症状

- 乳房·淋巴结　硬结、皮肤红肿等
- 骨骼　骨痛、病理性骨折、脊髓压迫症、高钙血症
- 脑　头痛、恶心、麻痹、眩晕
- 肝　腹胀、上腹部疼痛、黄疸
- 肺　咳嗽、痰多、呼吸困难

术后的定期复查

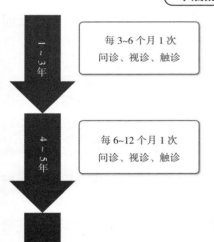

1~3年　每 3~6 个月 1 次　问诊、视诊、触诊

4~5年　每 6~12 个月 1 次　问诊、视诊、触诊

6~10年　每年 1 次　问诊、视诊、触诊

- 术后每年进行1次乳房钼靶检查、超声检查
- 根据需要进行血液检查、影像学检查
- 影像学检查：CT、MRI、X 线、骨显像、PET 等

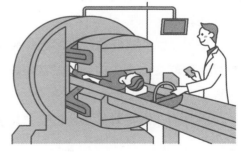

在乳腺癌的远处转移中，最常见的是骨转移。可以出现骨痛等症状，遭受轻微撞击后会骨折（病理性骨折），疑似骨转移时，除血液检查、尿液检查外，还要进行 PET/CT 等影像学检查

此外，非手术侧乳房新发的癌症，如果能在早期发现，完全切除癌症病灶的可能性非常高，因此建议每年做1次乳房钼靶检查及超声检查。

不要过分担心复发和转移

越是经历过癌症治疗，感受到早期发现重要性的患者，越担心如果不能在早期发现复发和转移该怎么办。有的患者因为担心复发和转移，会频繁做检查。但是，无论是通过检查早期发现复发和转移的，还是在出现症状后开始治疗的，其生存时间几乎没什么差别。

如果是局部复发，通过再次手术切除癌症病灶的可能性较高。而出现远处转移时，则无法通过手术根治，只能以控制癌症发展为主。

因此，不要过度担心、焦虑癌症的复发和转移，在定期筛查的同时，不要忘记自我检查。如果出现了和平时不一样的症状，一定要立即去咨询你的主治医生。

已经复发和转移时该怎么治疗

从主治医生那里听到出现复发和转移的消息时，患者的震惊和悲伤要大于乳腺癌最初确诊时。患者会出现对复发的担心、对早期治疗中没有完全切除病灶的愤怒等情绪，多种情绪交织在一起。其中，很多患者因为严重的沮丧及对死亡的恐惧，而陷入抑郁的状态，患上适应障碍或抑郁症。

虽然立即调整好这些情绪比较困难，但是要在情绪稳定以后，还是要好好听取主治医生关于复发部位、癌症的进展状况、治疗方法的选择等说明。

决定治疗方案时最重要的就是患者自身的期望值。患者表达出"想要接受怎样的治疗""想过怎样的生活"等想法，和家人、主治医生、其他医务工作人员一起，探讨治疗和协助的方法。

复发和转移的治疗与早期治疗相同，除了主治医生、护士外，精神肿瘤医生、临床心理医生、药剂师等其他工作人员都要贡献自己的力量。

当您感到越来越不安、痛苦得无法忍受的时候，不要犹豫，立即和医护人员沟通。

骨是非常容易出现癌症转移的部位，乳腺癌也经常转移至骨。乳腺癌转移至骨后，会出现骨痛、骨折、脊髓压迫、高钙血症等并发症，对日常生活会产生巨大的影响。在接受相应治疗的同时，日常生活中要注意骨折，特别是避免摔倒。

防止摔倒·骨折的要点

- 遵循主治医生的指导，在适当负重下锻炼肌肉
- 如果不疼的话，可以通过散步来防止肌肉力量减弱
- 消除家里高低平面的落差，晚上起夜使用夜灯照明，注意安全
- 保证充足的睡眠，尽量避免睡眠不足引起双脚不稳的状况

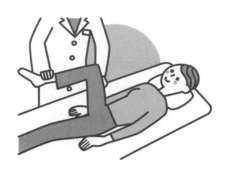

高钙血症

骨骼是储存身体所需钙元素的重要器官，被癌细胞破坏后，钙元素就会释放入血，导致血液的钙浓度过高，引发多饮多尿、便秘、恶心、疲劳等症状。

根据需要，听取其他医生的诊治意见

癌症初次接受诊断时可以听取其他医生的诊治意见（参见第70页），当被告知出现复发和转移时，为了选择自己能够接纳的治疗方法，也可以利用这项制度。

首先，告诉主治医生你想要了解其他医生的诊治意见，请医生为你提供必要的信息（癌症的分型、早期治疗的内容、治疗的过程、现在的症状等）。

听取了其他医生的诊治意见后，再次与主治医生沟通，最后由患者来决定自己想要接受的治疗方法。

乳腺癌复发和转移时可选择的治疗方法

乳腺癌复发和转移的治疗，优先考虑的是延缓癌症的发展、缓解症状及保证生活质量。

乳腺癌复发时的治疗方法，根据局部复发和远处转移方式不同会有所差异。

局部复发的手术是乳房全切术

当乳腺癌出现局部复发时，可以通过手术将病灶全部切除。在乳房部分切除术后残留的乳房复发（乳房内复发）时，大多是患者感觉到有硬结，检查后确诊。这时的"标准治疗"为乳房全切术。

能够再次选择乳房部分切除术的患者，仅限于以下5种情况：①硬结较小；②硬结的面积较窄；③早期治疗时没有实施放疗；④患者强烈希望选择保乳治疗；⑤第一次手术很长时间以后才复发。

早期治疗实施乳房全切术后，在胸壁复发时，癌症的扩散范围较窄，如果有切除可能的话，也可以通过手术将其切除。如果早期治疗没有放疗过的话，需要同时进行放疗。

如果手术后2年内就复发，或者癌症已经扩散到整个胸壁等，考虑到这种情况下癌症有可能转移至身体其他部位，因此会先给予药物治疗（全身治疗），根据其治疗效果，讨论后续是否给予手术及放疗。

远处转移以全身治疗为主

乳腺癌发生远处转移时，说明癌细胞已经转移至其他部位。现在的医疗水平，不能完全切除所有的病灶。因此，远处转移时不能通过手术治疗，而是以药物治疗为主。如果药物治疗可以控制癌症的发展、改善症状的话，就可以达到与癌共存，从而可以延长按自己的方式生活的时间。

乳腺癌复发时，可选用激素治疗、化疗（抗癌药物治疗）及分子靶向治疗的任意一种。

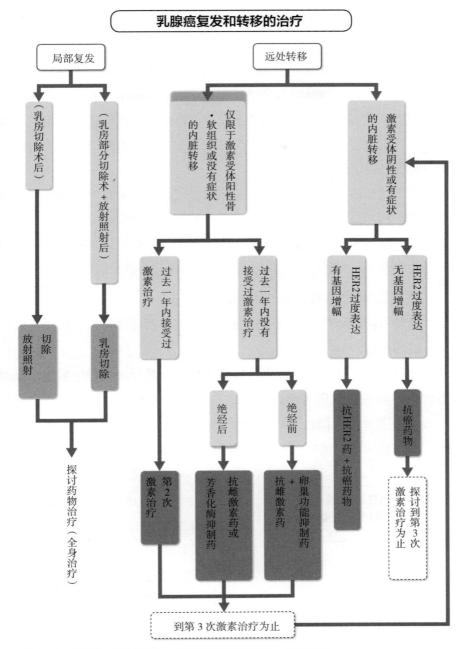

乳腺癌复发和转移的治疗

局部复发

（乳房切除术后）

（乳房部分切除术＋放射照射后）

切除

放射照射

乳房切除

探讨药物治疗（全身治疗）

远处转移

仅限于激素受体阳性骨·软组织或没有症状的内脏转移

激素受体阴性或有症状的内脏转移

激素治疗

过去一年内接受过

过去一年内没有接受过激素治疗

有基因增幅

HER2过度表达

无基因增幅

HER2过度表达

绝经后

绝经前

抗HER2药＋抗癌药物

抗癌药物

激素治疗第2次

抗雌激素药或芳香化酶抑制药

卵巢功能抑制药＋抗雌激素药

探讨到第3次激素治疗为止

到第3次激素治疗为止

* 激素受体阳性并且 HER2 阳性的话，可以开始使用激素制剂＋曲妥珠单抗

根据日本乳腺癌学会编著的面向患者的乳腺癌诊疗指南 2016 年版改编

乳腺癌复发时药物治疗选择要考虑耐药性的问题

乳腺癌复发时的药物治疗与初诊·手术后的药物治疗最大的区别是治疗目标的变化，复发后的治疗目标变为减轻患者的痛苦，保证其生活质量。因此，乳腺癌复发后进行药物治疗时，只要治疗有效，就不更换治疗药物。然而，复发后的药物治疗会面临耐药性的问题，会出现一直有效的药物到了某个时间节点，突然就失去效果的现象。这是因为癌细胞对药物产生了耐药性。

特别是初诊手术后如果给予了激素治疗，那么会影响到复发后是否再选择之前用过的治疗药物。初诊手术后给予了激素治疗，如果在治疗结束后一年内复发，就要考虑到产生了耐药性，所以之前用过的药物起不到治疗效果。因此，复发后的治疗需要选择其他种类的激素药物。

依次尝试符合乳腺癌亚型的药物

复发的药物治疗与早期治疗时相同，需要要选择符合乳腺癌不同亚型分类的药物。

激素受体阳性的话，则先选择激素治疗。绝经前和绝经后选择不同的药物。如果只使用激素药物无法发挥足够的效果，还可以进行化疗（抗癌药物治疗）和分子靶向治疗。HER2表达阳性的话，则从分子靶向药物曲妥珠单抗治疗开始，同时联合使用化疗药物。根据需要还可以加帕妥珠单抗。如果这些药物没有效果，可以换成拉帕替尼。三阴乳腺癌，需要给予化疗（抗癌药物治疗）。如果出现了耐药，则可以换成还未使用过的化疗药物。化疗药物的不良反应很多，且有的比较严重，因此给身体状况和免疫力较差的患者用药时，要多加注意。

复发的治疗要尽量不给患者增加

HRE2 阳性乳腺癌，曲妥珠单抗和其他药物的组合

- 仅使用曲妥珠单抗
- 紫杉醇＋曲妥珠单抗
- 多西他赛＋曲妥珠单抗
- 多西他赛＋曲妥珠单抗＋帕妥珠单抗
- 长春瑞滨＋曲妥珠单抗

上述推荐的药物组合，根据患者的状况选用合适的方案。也可以尝试与其他药物组合使用

太多负担，因此可以减少用药剂量，或者更换为其他药物治疗，也或者延长停药间隔。患者如果感到不舒服，不要独自忍耐，多和主治医生及护士沟通。

根据转移部位给予相应治疗

·骨转移

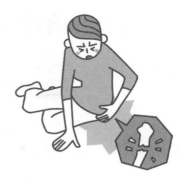

避免跌倒、提重物引起骨折

如果没有出现骨痛，则可以给予乳腺癌的全身治疗。如果出现骨痛或者有骨折的可能，则给予放疗，以及能够在减轻疼痛的同时预防骨折的抗骨转移治疗药（唑来膦酸、地诺单抗）、镇痛药等。

高钙血症（参见第141页）的治疗，需要补液（静脉补充水分的治疗），使血液中的钙离子从尿液中排出。

·脑转移

向脑转移的肿瘤增大后，严重时会影响到生命。这时争取通过对于脑转移放疗缩小癌症病灶、减轻症状。如果只有一个脑转移病灶，且位于容易手术的位置，也可以进行外科手术。

药物治疗对于脑转移基本上没有效果。但是，对于HER2阳性的乳腺癌来说，如果出现脑转移，拉帕替尼有一定的疗效。

肿瘤标志物在乳腺癌复发治疗中的作用

肿瘤标志物是癌症细胞产生的物质，存在于血液和体液中。正常的组织也会产生这些物质，因此数值不会为0。通过检测肿瘤标志物可以了解晚期癌症的动态变化。肿瘤标志物也是判断晚期、复发癌症疗效的主要指标。在癌症复发的治疗过程中，也可以用来确认治疗效果。

不能仅凭肿瘤标志物判断癌症是否复发。虽然有的医院会在术后的定期筛查中检测肿瘤标志物，但是这只是一种辅助治疗方式。

最好从开始治疗时就接受缓和医疗

接受缓和医疗，可以减轻癌症引起的疼痛等各种各样痛苦。这样也可以获得更好的疗效。

从开始治疗时就有必要进行缓和医疗

缓和医疗是以减轻患者身体的疼痛和痛苦、保证患者生活质量为目的的医疗方式。很多人会误认为缓和医疗是在没有治疗方法时的终末期治疗。但是，从开始治疗乳腺癌时就应该进行缓和医疗，以此稳定患者的状态，从而使治疗持续下去。

当然到了癌症晚期无法进行治疗时，缓和医疗可以为患者提供各种各样的支持，以便患者能够按自己的方式生活。

减轻疼痛

缓和医疗中最具代表性的治疗是减轻疼痛。世界卫生组织（WHO）认为癌症的疼痛是必须治疗的症状，即对于控制疼痛，患者有权利要求足够的止痛药，医生也有义务给予患者止痛治疗。

患者遭受的疼痛中，有90%可以通过止痛治疗来缓解。在这样的背景下，缓和医疗首先考虑减轻患者的疼痛。

癌症的疼痛有以下几种：癌症本身造成的疼痛，与癌症相关的疼痛，癌症治疗伴随的疼痛，以及癌症并发症产生的疼痛。

控制疼痛需要正确掌握引起疼痛的原因，然后根据疼痛的程度给予相应的治疗。疼痛的程度和性质，只有患者本人最清楚。为了能够给予有效的治疗，医生问诊时，患者需要尽可能详细地向医生和护士描述疼痛出现的时间、程度、性质等情况。

根据癌症疼痛的程度，可以使用非甾体类抗炎药（NSAIDs）、对乙酰氨基酚、阿片类镇痛药（医用麻醉药）。

有的患者会因为阿片类镇痛药是麻醉药，害怕产生中毒、幻觉、幻听等症状，或者认为"如果很早就使用的话，那么等到疼痛加重的时候就无药可用了"，因此会犹豫是否要使用。但是，患者不用担心医用麻醉药中毒，止痛药也不会一直用下去，也请患者理解止痛药只在疼痛比较严重时使用。

止痛药比较理想的使用方法是如下两种方式相结合：定好给药时间后，按时用药；或者感觉到疼痛时，服用一次解救的剂量（rescue）。此外，由神经引起的疼痛可以局部注射麻醉药，即神经封闭治疗，由癌症引起的疼痛则可以给予放疗止痛。

解除疼痛以外的其他痛苦症状

缓和医疗不仅能缓解疼痛，还能缓解恶心、呕吐、抑郁、失眠、呼吸困难、身体水肿等各种各样的症状。每个症状都有相应的护理方式，因此需要和缓和护理师沟通一下。

通过各种各样的形式接受缓和医疗

可以在医院的门诊、住院处、家里接受缓和医疗。

·缓和医疗团队

缓和医疗团队由门诊的主治医生、护士、药剂师、临床心理医生等各专科的专家组成，来为患者提供医疗支持。有的医院开设了缓和医疗门诊。

·缓和医疗病房

"临终关怀"是指肿瘤终末期的医疗服务。缓和医疗可以缓解症状，帮助患者在人生的最后阶段以自己想要的方式生活，这个支援体制非常完善。万一病情发展很快，也能迅速应对。因为很多人想要住进缓和医疗病房，有的地方如果不提前预约的话无法入院。因此，最好提前收集相关信息，和家人认真沟通。

·居家缓和医疗

在接受医生及护士上门照护的同时，也可以一起接受缓解痛苦等缓和医疗。而且，还有协助洗澡、预防和处理压疮等疗养生活支持服务。40岁以上的人群，可以使用照护保险。

正确表述疼痛的要点

问题	回答案例
什么时候开始	从 ×× 点开始，从 ×× 天前开始，走路时出现等
发生在什么部位	告知疼痛的部位
在什么时候出现	活动的时候 / 坐着的时候疼痛 停止活动后有所缓解
是什么样的疼痛	钝痛、刺痛、跳痛、发麻、发冷、发热
疼痛的程度如何	通过数值表现
疼痛有什么影响	没有食欲、失眠、焦躁

根据疼痛的程度治疗

　　世界卫生组织（WHO）建议，癌症疼痛的治疗，根据疼痛的程度分为 3 个阶段，每个阶段使用不同的药物治疗。从①~③哪个阶段开始都可以。

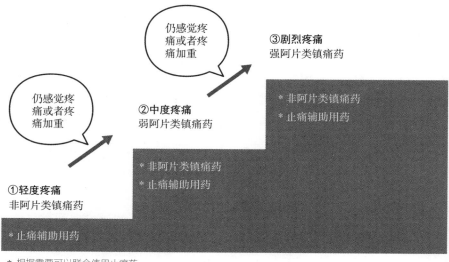

仍感觉疼痛或者疼痛加重

③剧烈疼痛
强阿片类镇痛药

＊非阿片类镇痛药
＊止痛辅助用药

仍感觉疼痛或者疼痛加重

②中度疼痛
弱阿片类镇痛药

＊非阿片类镇痛药
＊止痛辅助用药

①轻度疼痛
非阿片类镇痛药

＊止痛辅助用药

＊ 根据需要可以联合使用止痛药

缓和医疗团队的构成

每家医院缓和医疗团队的构成不同。

癌症治疗相关医护人员为患者及其家人提供帮助。

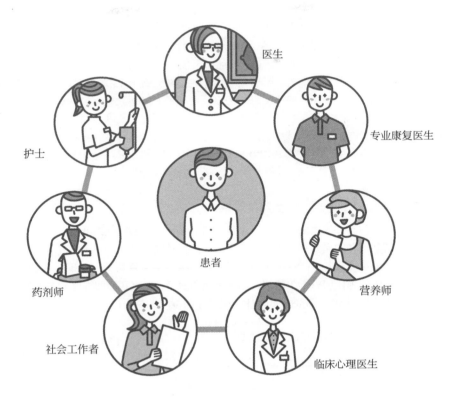

医生

专业康复医生

护士

营养师

药剂师

患者

临床心理医生

社会工作者

改变对缓和医疗的看法

● 提供"怎样更好地活着"支持的医疗服务

很多人认为缓和医疗是面向无法治疗的癌症晚期患者的医疗服务。过去的治疗确实只一味追求"怎么能活得更久",所以忽略了患者在治疗时,身体和心理遭受的痛苦。随着癌症治疗的发展,到了无法根治时,开始给予缓和医疗。现在有些患者思想还停留在过去。但是近年来,对于癌症治疗的看法已经发生了巨大的变化。不仅要治愈癌症,从确诊癌症时,就要提高患者的生活质量,提供"怎样更好地活着"支持的医疗服务也非常重要。

日本厚生劳动省在 2012 年修订的《癌症对策推进基本计划》中提到,"推进从确诊癌症开始就给予缓和医疗"也非常重要。

● 不仅限于患者,也要顾及其家人

缓和医疗的对象不仅限于癌症患者。缓和医疗的目的是通过消除一直在帮助患者的家人产生的担心、恐惧,以及解决工作和经济上的问题等,来帮助患者及其家人过上更加丰富多彩的生活。住院期间、去医院治疗成在家休养等任何一个阶段都可以接受缓和医疗。不要再犹豫,可以向主治医生或护士提出"想要接受缓和医疗"的申请。

【以前对于缓和医疗的思考方式】

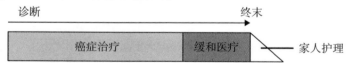

癌症治疗期间,不会进行缓解疼痛和痛苦的缓和医疗。癌症治疗的方法用尽后,才开始进行缓和医疗。

【现在对于缓和医疗的思考方式】

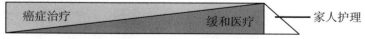

从开始治疗癌症时,就积极给予缓解疼痛和痛苦的缓和医疗。根据治疗情况及患者的意愿等调整癌症治疗和缓和医疗的平衡。

* 家人护理:帮助因为失去所爱之人而过度悲伤的人群接受现实,向前看的护理。医疗服务有
  必要包含这项护理内容。

● 日本有关癌症治疗的信息

乳腺癌的知识、最新信息等	
日本国立癌症研究中心 癌症信息服务	简单易懂地说明关于癌症的诊断、治疗、疗养的相关知识。可以检索日本能够治疗癌症的医院，查询癌症临床试验等信息
日本乳癌学会	乳腺癌专业医生及认定，相关设施的检索，查询市民论坛场所等信息
公益财团法人日本抗癌学会	癌症的治疗方法，与遗传相关信息的说明
认定 NPO 法人乳房健康研究会	可以获得检查诊疗及"粉红丝带"运动的相关信息
NPO 法人 cancernet 日本	通过座谈会、网络等途径，收集各种各样癌症相关的信息。支援项目的相关信息也非常丰富
癌症信息网	美国国立癌症研究所（NCI）发布，可以用日语阅览世界上最大且最新的癌症诊疗信息
Survivorship	基于静冈县立静冈癌症中心及大鹏药品工业共同研究，发布各种各样癌症治疗的信息
癌症导航	由日本 BP 社运营。发布癌症的诊断、治疗、生活、行政等各种各样的信息

● 参考资料

『名医の図解　よくわかる乳がん治療』（主婦と生活社）　編著：福田護
『身近な病気だから正しく知りたい　ピンクリボンと乳がん　まなび BOOK』（社会保険出版社）
編著：福田護、認定 NPO 法人 乳房健康研究会
『科学的根拠に基づく乳癌診療ガイドライン 2015 年版』（金原出版）　編集：日本乳癌学会
『患者さんのための乳がん診療ガイドライン 2016 年版』（金原出版）　編集：日本乳癌学会
『名医が語る　再診・最良の治療　乳がん』（法研）　著者：中村清吾ほか
『別冊 NHK きょうの健康　乳がん　納得のいく治療を選ぶために』（NHK 出版）　総監修：岩田広治

福田护

日本圣玛丽安娜医科大学附属研究所乳腺影像高端医疗中心附属医院院长

1969年毕业于日本金泽大学医学部，1971年出任日本国立癌症中心董事长，1974年担任圣玛丽安娜医科大学第一外科助手。1975年赴美国，出任纪念斯隆—凯特琳癌症中心（Memorial Sloan-Kettering Cancer Center）外科住院医生，临床研究员；1977年任弗吉尼亚大学外科研究讲师。1992年出任圣玛丽安娜医科大学第一外科副教授，2002年出任圣玛丽安娜医科大学乳腺内分泌外科教授，2009年至今出任圣玛丽安娜医科大学乳腺影像高端医疗中心院长。

兼任日本乳腺癌学会名誉会员，日本乳腺癌检验诊断学会名誉会员，日本Oncoplastic Surgery学会名誉会员，日本癌症治疗学会功勋会员，日本临床外科学会评议员，认定NPO法人乳房健康研究会理事长等职位。

主要的著作·共同著书·监修图书有《乳腺癌全书》（日本法研）、《粉丝带与乳腺癌学习用书》（日本主妇之友社）、《乳腺癌患者专用菜谱》（日本法研）、《名医的图解 清楚地知道乳腺癌治疗》（日本主妇与生活社）等。